LA

FIÈVRE PUERPÉRALE

DEVANT LE CONGRÈS SCIENTIFIQUE DE 1859

PAR

J.-F. LABORDERIE

DOCTEUR-MÉDECIN DE LA FACULTÉ DE PARIS.

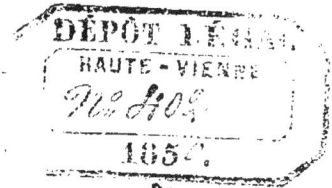

LIMOGES

DUCOURTIEUX ET Cᵉ, IMPRIMEURS-LIBRAIRES.

1859

LA

FIÈVRE PUERPÉRALE

Devant le Congrès scientifique de 1859.

MESSIEURS,

S'il est en médecine un sujet qui doive intéresser le
monde médical, c'est sans contredit cette maladie terrible qui
moissonne de toute part nos mères et nos femmes. La fièvre
puerpérale résiste presque toujours aux efforts les plus dé-
voués de la thérapeutique scolastique. Nul, dans nos écoles,
ne peut compter sur les moyens ordinairement mis en usage ;
nul ne peut attendre de pied ferme et d'un œil serein cette
implacable ennemie ; nul ne peut lutter contre elle avec quelque espoir de salut. Telle est la conclusion de la mémorable
discussion qui vient de se clore, après quatre mois de durée,
au sein de la célèbre Académie de Médecine de Paris.

Cependant, est-ce à dire qu'il faille désormais se croiser

les bras et que la science est désarmée parce que les savants le sont? Ah! rejetons loin de nous une pareille idée, une si honteuse et si lâche pensée! Espérons au contraire qu'un jour viendra où la médecine du passé, secouant la poussière de son manteau d'hermine, montrera à ses enfants un horizon et des sentiers nouveaux.

C'est pour soutenir cette espérance, qui fait battre le cœur de tout honnête homme, que je prends aujourd'hui la parole, malgré mon jeune âge et ma jeune expérience. Que cet appel que je viens faire ici soit entendu de tous, et surtout de cette jeunesse qui voit encore l'avenir s'ouvrir devant elle. — Et si j'ose rompre le silence, auquel je semblais condamné pendant quelque temps encore, c'est à un sentiment de reconnaissance que j'en dois la force et le courage. Peut-être n'aurai-je plus l'occasion de témoigner en public les remercîments que je dois à celui qui voulut bien être mon maître dans la science si difficile de la médecine. Que la voix de votre élève, Monsieur le docteur Tessier, Médecin de l'hôpital Beaujon (Paris), se fasse entendre jusqu'à vous, à qui je dois mes convictions et mes joies en notre art. Que, dès lors, personne ici ne soit étonné de retrouver sous ma plume les idées de mon maître; la justice me fait un devoir de les rendre à leur auteur, ne voulant pas imiter ces lâches plagiaires qui, sous le manteau de la puissance, osent chercher à tromper la bonne foi de la postérité.

Et puis, la parole n'est-elle pas le bien de tous? «Tout parle » et tout écoute ici-bas, a dit Balzac; malheur à celui qui gar- » derait le silence au milieu du désert, ne croyant être en- » tendu de personne! »

C'est ainsi que j'ose me présenter devant vous, Messieurs, certain qu'il n'est pas un cœur vraiment digne qui ne batte devant le désir d'unir ses efforts à tous les efforts tendant vers un si noble but. Loin de susciter des entraves à de pareilles entreprises, je puis certifier hardiment qu'il n'est pas un seul médecin qui n'accoure pour offrir, en cette occasion, ses veilles et son savoir. En effet, ce n'est pas le terrain des haines qu'aujourd'hui nous foulons aux pieds ; ici, l'impuissance et la terreur nous unissent. Demain, quand nos malades pourront être sauvées, il sera temps de songer à nos couleurs et à nos drapeaux ; aujourd'hui nous n'avons qu'à nous incliner sous la même fatalité, nous sommes tous des vaincus ! Si nous ne sommes pas unis dans les succès, soyons au moins unis dans les revers !

A tous ceux qui oseraient encore douter de l'impuissance de l'art moderne devant la fièvre puerpérale, je ~~les supplie~~ *conseille* de lire les divers discours prononcés, l'an dernier, sur le sujet qui nous occupe. Et, si vous voulez me le permettre, nous allons passer en revue tout ce qui a été dit sur cette maladie au sein de l'Académie de Médecine de Paris par les sommités du pouvoir scientifique. Ce sera la première partie de ce travail. Dans la seconde, nous chercherons à découvrir la cause de l'impuissance de tous, et nous terminerons enfin en nous engageant dans une voie nouvelle à la suite de mon maître, pour y trouver d'autres conclusions, d'autres espérances et d'autres consolations.

Aussitôt que le gant eut été lancé par M. Guérard, il fut ramassé par M. Depaul, qui ne craignit pas de s'engager le premier sur ce terrain brûlant, dans l'espoir sans doute d'y puiser des moyens de succès qu'il ne connaissait pas. Cette pensée toute seule est un éloge, et personne ne songera à le retirer.

Dès le début de son discours, M. Depaul pose carrément et résout de même cette question si contredite : « Existe-t-il une fièvre puerpérale essentielle ! Oui, répond-il, cette maladie existe, et elle est essentielle, » puisqu'elle est complètement indépendante de lésions organiques, « ce qui suffit à la faire » regarder comme primitive. » Donc, d'après cet honorable académicien, l'essensialité existerait toutes les fois qu'il se trouve une modification générale de l'organisme préexistant à toute altération locale. Cette idée si fausse de l'essensialité devait porter malheur à son auteur, et MM. Cazaud, Beau, Bouillaud, Piorry, etc., n'ont pas manqué de poursuivre l'orateur sur ce terrain et de le battre avec ses propres armes. Affirmer en effet que l'essentialité est pareille chose et que la fièvre puerpérale est essentielle, n'est-ce pas affirmer que cette maladie est indépendante de lésions et qu'elle leur préexiste pour le moins? Ce qui est contraire aux faits en général et ce qui prête le flanc à des contradictions aussi faciles que légitimes. Quand on se sert d'un mot aussi important, il faut savoir d'abord ce qu'il signifie, et ne pas aller, pour le besoin de la cause, lui faire désigner toute autre chose. Si M. Depaul eût simplement dit que la fièvre puerpérale est une maladie essentielle parce qu'elle présente tels ou tels caractères qui appartiennent à l'essensialité, il eût pu trouver des adversaires, mais il ne fût point venu se briser contre des impossibilités qu'il s'est donné la peine d'élever lui-même. En ouvrant simplement le dictionnaire de Nysten (nouvelle édition), j'y vois tout d'abord que l'on ne donne le nom d'essentielles qu'aux « maladies qui ne dépendent d'aucune autre. » Et les auteurs de cet ouvrage si répandu ne seront pas, je l'espère, accusés de trop de spiritualisme, ils ne sont pas suspects. Ainsi donc, une maladie est essentielle seulement quand elle est une individualité, une personnalité, quand elle est elle-même et rien autre chose, quand elle a sa marche, ses symptômes, son évolution propre, quand elle a des caractères bien tranchés qui empêchent de la confondre avec tout autre état anormal.

Ce n'est pas ainsi que M. Depaul a résolu la question; aussi n'est-il parvenu à rallier à son opinion aucun de ses dissidents. Tant il est vrai qu'une bonne cause mal défendue peut toujours se perdre. La vérité n'admet pas de demi-mesure. En fait, l'orateur était dans le vrai, et ce sont ses propres arguments qui, en réalité, ont servi à le battre. Car enfin, non seulement cette fièvre des femmes en couche n'est pas indépendante de lésions, mais encore les caractères contagieux et épidémiques que l'orateur lui assigne ne peuvent servir à l'isoler de maladies contagieuses et épidémiques elles-mêmes. Si donc ces deux nouveaux caractères appartiennent à un grand nombre d'affections contre nature, ils ne peuvent servir à distinguer des individualités, et par suite à établir l'essentialité.

Il est vrai que plus tard M. Depaul cherche à formuler le diagnostic différentiel de la fièvre puerpérale. Et, ce qui serait incroyable dans la bouche d'un essentialiste parfait, devient tout naturel dans celle de notre orateur. Il cherche en effet à prouver que la fièvre puerpérale n'est pas l'infection purulente des femmes en couche, et il base cette séparation sur l'époque d'apparition de la maladie. « L'infection purulente, dit-il, ne fait jamais invasion dans les premiers huit ou dix jours des couches ; c'est l'inverse pour la fièvre puerpérale. » Qui croira franchement que cette différence est bien tranchée? Qui pourra y voir autre chose qu'une nuance capable de signifier quelques variétés dans une seule et même maladie, mais incapable d'établir une division parfaite, une séparation absolue? Il le sent lui-même, puisqu'il cherche de nouveaux symptômes différentiels, et il est forcé d'en donner qui ne lui semblent pas très sérieux ni très décisifs. Voici en effet ses propres paroles : « *Ordinairement*, l'infection purulente est précédée ou accompagnée de symptômes de phlébite. » Est-ce que le mot *ordinairement* ne montre pas l'embarras dans lequel se trouve l'orateur, qui cherche à faire passer ce qu'il ne peut établir? Est-ce que ce mot ne signifie pas partout que l'infection purulente peut ne pas être accompagnée de symptômes de phlébite? Alors, qu'est-ce qui fera la différence d'avec la fièvre de couche. Est-ce que le nombre des frissons qui marquent le début de cette maladie peut servir encore à séparer la fièvre puerpérale de l'infection purulente? Et personne n'osera établir un diagnostic différentiel sur un symptôme aussi peu marqué et aussi difficile à constater. Vous aurez beau dire : « les frissons de la fièvre purulente sont plus nombreux que ceux de la fièvre puerpérale, » je ne m'inclinerai pas devant une raison aussi fragile. En effet, supposons qu'on admette la possibilité d'un degré pareil, est-ce que le plus ou le moins pourra être rigoureusement établi? est-ce qu'il sera possible de placer une ligne de démarcation bien franche pour empêcher toute erreur?

M. Depaul gardait sans doute pour la fin le meilleur argument qui puisse différencier ces deux maladies qu'il sépare. Nous le voyons, en effet, insister sur la présence des abcès métastatiques des viscères, sur les abcès métastatiques du tissu cellulaire, sur les suppurations intraarticulaires. L'orateur pense-t-il donc qu'on va le croire sur parole, que personne n'a jamais vu de cadavre? Car enfin il n'est pas un élève de première année dans les hôpitaux qui n'ait, à l'autopsie, constaté que dans la fièvre puerpérale tous ces abcès se présentent.

Vous avez tenté, noble académicien, une chose impossible, et pourquoi? Pour satisfaire votre opinion sur l'essentialité, fallait-il se jeter dans l'absurde? Essayer en effet une séparation entre la fièvre purulente et la fièvre puerpérale, n'est-ce pas vouloir faire d'une seule et même unité deux choses distinctes, indépendantes? La fièvre puerpérale est le nom particulier de la diathèse purulente, quand celle-ci s'abat sur les femmes en couche. Vous le verrez plus tard, quand M. Trousseau, votre collègue, prendra la parole. Je chercherai moi-même, dans la troisième partie de ce travail, à démontrer cette vérité. En ce moment, je me borne à faire toucher du doigt l'impuissance d'une pareille tentative de séparation, même aux yeux de son auteur, qui ne trouve, lui aussi, pour différencier, que des symptômes qui appartiennent aux deux états. Mais il fallait bien arriver à cette conséquence, puisqu'on avait voulu créer une nouvelle signification à l'essentialité. En effet, comprendre comme vous l'essentialité, c'est s'obliger tout d'abord à rejeter de son cadre tous les cas dans lesquels

une affection locale quelconque préexiste au début d'une maladie. Or, comme il arrive bien souvent que, dans la fièvre
puerpérale, les affections locales se montrent dès les premiers
moments de la maladie, il en résulte cette conséquence fatale,
que l'auteur s'est trouvé obligé d'éliminer ces cas et d'en faire
une unité à part, ce qui revient à dire que, pour M. Depaul,
il y a une fièvre puerpérale essentielle et une fièvre puerpérale symptômatique. On sent tout d'abord l'influence qui a
dirigé l'orateur. Il comprend que la vérité est dans l'essentialité de cette maladie, le bon sens le lui dit ; mais l'organicisme est là qui pèse sur l'école de Paris toute entière, refoule
tous les élans qui tendent à la vérité et paralyse leurs mou-
vements.

Nous venons de voir tout à l'heure M. Depaul fonder la
différence de la fièvre puerpérale d'avec l'infection purulente
sur la présence des abcès métastatiques. A l'article anatomie
pathologique de la maladie qui nous occupe, il ne pense plus
à tout cela, et nous le voyons établir tout d'abord que la fièvre
puerpérale entraîne après elle les lésions les plus variées, et
parmi ces lésions, comme vous devez bien le penser, il reconnaît les suppurations multiples qui se trouvent à l'autopsie. A
quelle inconséquence, Messieurs, conduit une première faute,
et une mauvaise influence ! Ce que vous repoussiez tout à
l'heure vous l'admettez maintenant... C'est que les besoins de
votre cause ont changé, et que vous cherchez par tous les
moyens à faire ployer les faits sous les exigences de votre
opinion, sans songer qu'un fait est brutal, et que, malgré le
talent le plus élevé, il n'en renverse pas moins ce qui s'oppose
à son passage.

Ce n'est pas tout : M. Depaul, après avoir établi selon lui
l'essentialité de la fièvre puerpérale, veut porter ses pas plus
avant, et le voilà qui cherche à savoir quelle est la nature
intime de cette maladie. Il a fait des recherches à ce sujet et
il vient nous initier à ses secrètes découvertes, véritables
conquêtes arrachées à la nature étonnée. Mais, loin de nous

1.

montrer les filières qu'il a suivies, il croit suffisant de ne nous en faire connaître que les conclusions, et c'est avec assurance qu'il nous affirme, sans preuve, que « la fièvre puerpérale est une altération *primitive* du sang. » Vous n'avez donc pas réfléchi, Monsieur Depaul, qu'une altération primitive du sang est une lésion primitive de cette *chair coulante;* et alors que devient votre fièvre essentielle, d'après votre définition? O académicien, mettez-vous d'accord avec vous-même si vous voulez qu'on vous croie! Par vos marches et vos contre-marches vous pouvez bien éblouir certains esprits superficiels et faire admirer votre logique à ceux qui ne la connaissent pas; mais impossible de faire passer vos contradictions devant un homme raisonnable et jouissant de son libre arbitre sans qu'il vous crie : Halte-là !

Tel est le fruit, Messieurs, de l'organicisme, dont la médecine moderne fait si grand cas. Jugez de l'arbre par les produits!

Est-ce à dire cependant qu'il n'y ait rien de bon dans le discours de M. Depaul? — Non certes ; il est une partie où le naturel et la vérité ont été richement respectés. C'est vous dire tout d'abord que si à l'École de Paris il se trouve de mauvaises choses, il en est aussi de bonnes. Tout n'est pas à rejeter dans cette Faculté si puissante et si bien représentée. Où se trouve donc ce que nous nous plaisons à admirer ? Dans la partie de la science qui échappe à l'influence théorique, dans cette partie où le scalpel et l'œil sont seuls juges, sans que la raison viciée y porte sa prépondérance ; dans cette partie enfin qui certainement a été la cause de tout le mal que l'organiscisme a pu faire, et qui fut elle-même le point de départ de tous les systèmes reposant sur le matérialisme. C'est l'anatomie pathologique qui engendra ces doctrines dites exactes, et cependant l'anatomie patholohique est un beau triomphe des temps modernes. Tant il est vrai que l'excès dans la vérité est plus nuisible que la timidité, et que ses conséquences sont plus funestes !

Si j'ai critiqué M. Depaul jusqu'à présent, permettez-moi de l'admirer et de le remercier dès qu'il pose le pied sur le solide. Nous avons en effet remarqué avec un réel plaisir tous les détails anatomiques qu'il nous a donnés, et nous sommes heureux de reconnaître tout le talent qu'il a mis à développer la nécessité qu'il y a à ne pas confondre avec la fièvre puerpérale les métrites ordinaires, les péritonites simples et les métropéritonites. Car elles peuvent se rencontrer non seulement en dehors des épidémies, mais encore pendant ces mêmes épidémies, sans que l'influence épidémique ait été pour rien dans leur développement.

Je suis d'une école, Messieurs, où ce n'est pas un parti pris de haïr, et mon maître ne cesse de nous répéter, chaque jour, que parmi les erreurs sans nombre d'une doctrine il se trouve toujours un certain nombre de vérités. Il faut les y chercher ; car il n'est pas possible que tant d'hommes de talent aient pu se soutenir si longtemps s'ils n'avaient eu que des pierres fausses pour nous éblouir. De deux choses l'une : ou il faudrait supposer que le bon sens eût été banni de l'humanité, où bien que c'est à l'aide de certaines vérités bien constatées et bien présentées que ces chefs de doctrine ont pu, malgré leurs erreurs, se permettre un règne plus ou moins long, et obtenir un triomphe plus ou moins durable. Ne vous étonnez plus alors du plaisir que j'éprouve en constatant l'utilité de la partie du discours de M. Depaul qui repose sur la vérité et le naturel. Et je suis bien privé, Messieurs, d'avoir à borner là mes louanges, car si le reste de ce discours est loin de satisfaire notre esprit et nos désirs, il respire au moins un air de franchise qu'il est toujours bon de trouver chez nos adversaires. En effet, tout ce que M. Depaul peut dire sur le traitement se résume en ces paroles que je cite textuellement : « C'est un aveu bien triste à faire, » mais je crois être dans le vrai en déclarant que le traitement » de la fièvre puerpérale est encore à trouver. »

Combien cette conclusion désespérante dut froisser la susceptibilité de la docte assemblée! On dut sentir un frisson passer chez tous les assistants! M. Beau surtout dut être frappé tout le premier; car il venait de faire à l'Académie une communication récente sur les bienfaits du sulfate de quinine dans la fièvre puerpérale. Ainsi mis en demeure, M. Beau a succédé à son collègue, et, comme vous pouvez le penser, il ne l'a pas épargné.

M. Beau fait fi de l'essentialité des maladies; il est un organicien de grand mérite sans doute, mais il soutient une mauvaise cause. « En mettant de côté tout d'abord, dit-il, les fièvres légères bénignes que Doublet a décrites sous le nom de fièvre éphèmère, on se trouve en présence de la maladie que Bichat appelait péritonite puerpérale. Or, cette péritonite, de partielle et très limitée qu'elle peut être à son début, ne tarde pas, quand on ne s'oppose pas à ses progrès, à s'étendre, à envahir de proche en proche la séreuse abdominale toute entière; et c'est alors qu'elle s'accompagne de ces symptômes ataxo-adynamiques dont M. Depaul vous a parlé, et qui constituent essentiellement pour lui la fièvre puerpérale. » Ainsi M. Beau tombe maintenant dans l'exès contraire à son prédécesseur : Celui-ci ne tenait pas tout d'abord assez compte des lésions; celui-là semble ne pas apercevoir les phénomènes généraux. Où sera donc le frein qui doit maintenir ces imaginations si ardentes et les empêcher de de dérayer si souvent?

Suivant M. Beau, la fièvre puerpérale ne serait, au début, qu'une péritonite, qui de partielle deviendrait générale, et s'accompagnerait alors de divers symptômes particuliers dus à la fièvre. D'où la fièvre puerpérale n'est pas une fièvre, elle est une péritonite; la fièvre, qui cependant se constate assez, n'est que symptômatique. Donc cette maladie n'est point essentielle. Quant aux symptômes qui semblent indiquer la pyrexie et l'essentialité : (dyspnée, anxiété, décomposition des traits, petitesse du pouls, etc., etc.), ils n'appartiennent ni à la péritonite, ni à la fièvre; ils sont la conséquence de la présence de certains caillots fibrineux dans les cavités du cœur(1). Il a été heureux de trouver cette explication, car ces symptômes l'embarrassaient fort : ils ne peuvent appartenir à la phlegmasie, ils sont donc à la pyrexie; et devant cette alternative redoutable, il fallait nécessairement dire adieu à la péritonite, et revenir au système de M. Depaul. Point du tout : une fuite est offerte, et notre orateur est ravi d'avoir trouvé un moyen de sortir de cette impasse.

Cependant M. Beau se trompe s'il croit avoir levé la difficulté d'une manière radicale; il n'a fait qu'en éloigner la solution, tout en la rendant plus difficile. En effet, la présence de ces caillots fibrineux dans les cavités du cœur ne se présentant pas dans les cas ordinaires de péritonite, va nous servir à caractériser la péritonite puerpérale, et, bon gré mal gré, il faudra bien qu'il avoue que la maladie particulière qui nous occupe ne peut être confondue avec nulle autre.

Il est vrai que si ces polypes fibrineux étaient le seul signe différentiel de cette maladie, nous pourrions être portés ~~peut-être forcé~~ à conclure, avec M. Beau, que la fièvre puerpérale est une phlegmasie. Mais, malheureusement pour son erreur, beaucoup des plus célèbres praticiens, de ceux même dont M. Beau s'honore d'être l'élève, ont constaté qu'il est des cas où l'autopsie ne révèle aucune lésion anatomique suffisante. Ainsi, MM. Dubois, Valleix et tant d'autres, ont admis que la fièvre puerpérale pouvait tuer sans laisser de lésions

(1) Déjà en juin 1857 M. Delotz, de St-Flour, avait présenté à l'Académie de médecine un travail dont le but était de prouver, lui aussi, que l'état puerpéral est une cause d'endocardite. Il établissait, sur des faits, que l'endocardite avec des concrétions fibrineuses se rencontrait fréquemment dans l'état puerpéral. Mais je ne sache pas que ces faits suffisent pour affirmer solidement que la fièvre puerpérale n'est pas une fièvre, attendu que dans toutes les fièvres essentielles graves , cet état du cœur peut se rencontrer. Qui donc n'a pas vu de concrétions analogues dans certains cas de fièvre typhoïde? Qui n'en a pas trouvé encore dans des fièvres éruptives : rougeole, scarlatine, variole?

appréciables. M. Depaul aussi parle d'un cas dans lequel il n'a
trouvé aucune altération des solides ; et, tout récemment
encore, dans l'épidémie de 1854, à la Maternité de Paris,
M. Charrier cite plusieurs observations où la mort fut tellement prompte qu'il n'y eut pas le temps suffisant pour que
des lésions pussent se produire. Or, je le demande, ces cas
étaient-ils bien des fièvres puerpérales, ou des péritonites
puerpérales, selon M. Beau? Comment se ferait-il donc qu'une
inflammation générale du péritoine puisse tuer sans laisser
de traces sur le cadavre? Pour en voir l'impossibilité, il est
simplement nécessaire de se rappeler les caractères essen-
tiels de l'inflammation.

Mais à quoi bon raisonner ainsi avec M. Beau? A quoi bon
lui parler avec des faits à la main? Il a réponse à tout. Vous
déclarez que vous avez fait des autopsies de fièvres puerpérales sans rencontrer de lésion, il vous répond que vous n'avez
pas bien cherché ; comme si une inflammation du péritoine
entier était difficile à constater. C'est donc un brevet d'inca-
pacité qu'il décroche contre ceux qui viennent le contredire.
Devant un pareil argument qu'avons-nous de mieux à faire
qu'à passer?

Si l'honorable académicien n'a pas été heureux jusqu'à
présent, peut-être conserve-t-il de meilleures raisons pour la
fin de son discours. C'est ainsi qu'agissent les grands orateurs :
leurs derniers coups sont les plus terribles et les plus forts.
Voyons : la fièvre puerpérale est une phlegmasie, puisqu'il y
a augmentation de la fibrine du sang ; et, dans toutes les
phlegmasies, cette augmentation de fibrine se constate, tandis que dans les pyrexies il y a diminution de cette même
fibrine du sang. Donc la fièvre puerpérale est bien de nature
inflammatoire. Cette conséquence serait rigoureuse et juste, si
un seul symptôme suffisait à l'encontre de tous les autres pour
établir la nature de la maladie. Mais, en lui accordant tout ce
qui lui revient en bonne justice, nous n'y voyons qu'un moyen
de différencier cette fièvre de toutes les autres fièvres ; car un

phénomène tout seul n'est pas suffisant pour en réduire mille autres à néant. Et puis, n'existe-t-il pas des fièvres dans lesquelles la fibrine du sang est sensiblement augmentée? Si les fièvres putrides, ou mieux, typhoïdes, sont caractérisées par l'adynamie avec diminution de la fibrine, est-ce qu'il n'est pas d'autres fièvres en dehors de celles-ci? et ces autres fièvres présentent-elles toutes ce même caractère (1)? La réponse est déjà sur les lèvres de tous ceux qui ont dirigé leurs études de ce côté. Donc M. Beau n'a pas encore formulé une solide raison, et quoique antipode de M. Depaul, il n'est pas plus dans le vrai que ce dernier. S'il a porté des coups terribles à son collègue et prouvé l'insuffisance des idées de M. Depaul, il nous a été facile de voir que, pour construire, M. Beau était aussi faible que son adversaire. C'est en effet ce qu'on reproche depuis longtemps à l'École de Paris : forte et impétueuse dans l'attaque, elle devient incapable pour édifier. Et pourquoi? C'est qu'il est plus facile de renverser une erreur que de découvrir une vérité; on voit bien le défaut, le côté

---

(1) M. Bouillaud vous a prouvé même que dans la fièvre typhoïde, qu'il appelle entéro-mésentérite-typhoïde, il y a pendant la première période augmentation de la fibrine du sang, surtout dans les gros vaisseaux, à moins que les symptômes généraux (ataxie, fièvre), dit-il, dominent de beaucoup les symptômes locaux (gargouillement, diarrhée, etc.). Dans ce cas, ce sont les capillaires qui ont le plus de fibrine. Ainsi, dans un cas la fibrine de la saignée fut de 0, 82 cent., tandis que la fibrine des ventouses était de 1, 5 décig. Mais d'habitude la proportion est inverse, et l'on trouve le plus souvent la fibrine des capillaires moindre que la fibrine des grosses veines. Quoi qu'il en soit, le célèbre professeur de La Charité a trouvé que la fibrine du sang, dans la première période, était en moyenne de 3, 2 décig., par conséquent moyenne supérieure à celle du sang normal. Dans la seconde période, les choses changent, et toute la masse sanguine éprouve une défibriciation plus ou moins grande. Mais cela s'est fait progressivement par le sang capillaire, qui se défibrine le premier, tandis que le sang des gros vaisseaux ne le fait que plus lentement; et il arrive un moment où, à la deuxième période, le sang général et le sang local ont un même degré de fibrine.

faible de son voisin ; et l'on croit être dans le vrai en évitant une faute que l'on relève. Mais le sentier de la vérité est si ardu et si périlleux, qu'il faut toujours avoir les yeux en face pour ne pas se laisser prendre aux attraits que l'erreur ne cesse de semer sur les côtés de la vérité. Prenez donc garde un peu plus, Messieurs de la Faculté, et songez à la science avant de songer à vous-mêmes et à votre célébrité. Peut-être l'une et l'autre y gagneront-elles !

Mais nous sommes ici pour le moment afin de constater un fait, et nous venons de voir M. Beau dire le contraire de M. Depaul sans avoir plus raison que ce dernier. Tel est, en effet, le résultat obtenu par ces deux orateurs, au sujet de la fièvre puerpérale. Nous savons aussi que M. Depaul a clairement et franchement dit sa pensée sur le traitement de cette maladie ; il soutient qu'il est encore à trouver ; M. Beau prétend tout le contraire, et il offre le sulfate de quinine non seulement comme prophylactique, mais encore comme curatif. Il fait cependant une restriction et avoue que sitôt que la fièvre puerpérale, ou mieux (pour parler son langage), que la péritonite puerpérale devient générale, il n'a jamais réussi. Or, la fièvre puerpérale est toujours générale, donc M. Beau nous retire d'un seul coup tout l'espoir qu'il avait fait naître. « Il y a, dit-il, une forme de péritonite qui ne guérit pas, c'est celle qui s'est étendue à tout le péritoine, ou la péritonite sus-ombilicale. » Mais alors, Monsieur Beau, vous n'êtes pas plus heureux que vos collègues ?

M. Piorry a pris ensuite la parole. Permettez-moi de vous citer les quelques mots de critique que j'ai lus à ce sujet dans un journal de médecine : « Nous n'analyserons pas le discours de ce professeur, que chacun peut prévoir et connaître à l'avance et sans l'avoir lu. M. Piorry, toujours conséquent avec sa doctrine, devait rejeter bien loin l'idée d'une fièvre essentielle et même d'une maladie particulière, pour mettre à leur place les états organopathiques suivants : Métrite grave et de cause septique, phlébite partielle ou générale, péritonite uté-

rique, septicopéritonique, septicemie, pyemie, pleurites, ar-
thrites, ethmoïtes, arrêts de matières fécales et de gaz dans
l'intestin simulant des péritonites, etc., etc. Ajoutons que les
excès de nomenclature auxquels s'est livré M. Piorry ont pro-
voqué le rire de ses collègues, et que l'honorable professeur a
protesté énergiquement contre cette explosion ironique. Il a
déclaré qu'en dépit des rieurs, il espérait que sa nomenclature ferait son chemin. » M. Piorry est un professeur connu
par la sévérité de sa logique ; lui seul peut-être a le courage
de son opinion. En effet, Messieurs, cet honorable académicien, « qui paraît si ridicule, cet homme est le plus conséquent, le seul conséquent de tous les médecins de l'École
de Paris. » Tel est l'avis de M. Lassalvi sur M. Piorry (*Journal Montpellier-Médical*, janvier 1859, pag. 84). C'est après un
pareil jugement que cet organe de la nouvelle Cos ajoute à
M. le professeur Grisolle les paroles suivantes : « Oui, Monsieur, que vous le vouliez ou non, si, comme on le dit chez
vous, la vie est le résultat de l'organisation, si les maladies
ne sont que des lésions d'organes, M. Piorry seul est dans le
vrai, l'organopathie est le dernier mot de la médecine, et la
terminologie de M. Piorry est un chef-d'œuvre, sinon d'har-
monie, du moins de logique et de sens. » C'est ainsi que se
trouve jugée l'École de Paris par sa sœur aînée l'École de
Montpellier.

M. Piorry a donc, comme toujours, poussé son système jusqu'à la dernière limite ; ce n'est pas que ce savant professeur
soit moins instruit que ses collègues, loin de là ; il est même
saisissant de vérité et d'à-propos quand il passe en revue tous
les systèmes défendus par ses confrères. M. Gasc est le premier qu'il rencontre sur sa route, et parce que M. Gasc trouve
fréquemment le péritoine enflammé et rempli de séro-pus dans
la fièvre puerpérale, il en conclut que cette maladie des auteurs
est simplement une péritonite. Dance vient après, et, trouvant
les veines enflammées avec des abcès dans les divers organes,
il croit avoir affaire à une phlébite utérine généralisée. D'au-

tres ensuite arrivent avec les travaux récents sur la pyoémie et soutiennent que la fièvre puerpérale n'est qu'une résorption purulente. Puis, d'hypothèses en hypothèses, il en est qui, considérant l'état de la matière après la parturition comme un foyer putride, prétendent qu'il y a septicémie. On est allé aussi jusqu'à admettre l'existence d'un poison spécial, virus introuvable, miasme invisible, impalpable, qui est susceptible d'être communiqué par les mains de l'accoucheur, lors même qu'elles seraient lavées, savonnées et parfumées. Devant une pareille abondance de faits et d'explications, que faut-il conclure? Selon M. Piorry, il faut reconnaître que tous ont raison dans leurs appréciations; c'est qu'en effet ils n'embrassent tous qu'une seule partie de la question; et, loin d'avoir affaire à une seule et même maladie, ils ont eu affaire à des accidents multiples et complexes que chacun, suivant les particularités qui le frappent le plus, prend volontiers pour point de départ de son hypothèse. D'où il conclut que la fièvre puerpérale n'est pas une unité morbide ayant une marche fixe, déterminée, réglée, puisqu'elle présente en maintes circonstances des modifications tranchées et des multiplicités sans nombre dans ses phénomènes. Donc il n'y a pas de maladie à laquelle on puisse avec raison donner le nom de fièvre puerpérale; il n'y a que des états organopathiques variés.

Si vous avez suivi avec attention ce raisonnement, vous voyez tout d'abord comme il est saisissant, et combien il devrait entraîner de son côté; mais il ne s'agit pas, en Médecine surtout, où les faits sont à la logique ce que la logique est aux faits, de se laisser aller au raisonnement le plus attrayant, sans contrôler ce raisonnement au lit du malade. Eh bien, le contrôle n'est pas favorable à la conclusion de M. Piorry, et personne ne s'est rendu devant ses arguments. Je crois même que, en y regardant de plus près, il serait possible de faire tourner contre M. Piorry les raisons qu'il donne lui-même. Car enfin, cette même multiplicité dans les phénomènes et dans les lésions est un des motifs les plus puissants pour nous pousser à faire la différence de cette maladie avec toute autre, pour nous forcer à l'isoler, à l'individualiser, à en faire une unité morbide particulière. Et nous pouvons dire hardiment, dès à présent, que la fièvre puerpérale est une maladie caractérisée par une multiplicité considérable de phénomènes, c'est une maladie où il y a tendance à la suppuration dans toutes les parties de l'économie. Ainsi, cela même qui a porté M. Piorry à nier la fièvre puerpérale, nous force, avec bien plus de raison, à mettre son existence hors de doute.

Quant au traitement, M. Piorry est de l'avis de M. Depaul, il croit que cette multiplicité d'apparences est difficile à poursuivre et surtout à guérir.

Nous voyons ensuite M. Hervey de Chégoin monter à la tribune. Celui-là admet que la fièvre puerpérale est une infection générale avec altération *secondaire* du sang. Partant, les causes de cette maladie sont toutes celles qui retiennent dans la matrice des matières devant être expulsées après l'accouchement. C'est donc dans l'état même de la matrice que l'on doit chercher et trouver la cause première de ce terrible fléau, que rien ne peut arrêter. Cependant, je ferai remarquer en passant, à l'honorable académicien, qu'à la campagne, où les soins de propreté sont presque exclusivement inconnus, il existe bien moins de maladies de ce genre ; tellement moins que M. Joux a pu en nier l'existence en dehors des grands centres de population, sans trop attirer sur lui de protestations. Or ce fait est bien un fait qui prouve tout le contraire de ce que dit l'orateur. En effet, si à la campagne les soins de propreté sont négligés, c'est bien à la campagne où la matrice des femmes en couche conserve le plus de matières nuisibles, et par suite, c'est à la campagne où les causes de cette maladie seraient le plus fréquentes. Donc c'est à la campagne où la fièvre puerpérale devrait s'offrir le plus souvent. Point du tout, cette conclusion est complètement en contradiction avec la réalité. Tel est l'échafaudage de l'édifice construit par M. Hervey de Chégoin, et vous pouvez tous constater que cet échafaudage pèche par sa base. L'imagination en a seule fait les frais, et je ne sache pas qu'elle ait jamais rien produit de solide en dehors de l'expérience.

Mais il est bien terrible de renier ses propres idées ; aussi M. Hervey de Chégoin n'a pas avoué y renoncer, et il continuera à enseigner l'existence de l'infection putride et de l'infection purulente, suivant les matières contenues dans l'utérus. — De cette opinion l'orateur fait sortir trois médications thérapeutiques qui ne lui ont jamais été bien utiles, et qui peuvent se formuler dans ces trois choses : éliminer la cause, la neutraliser et lui résister. Ainsi, la propreté et les lavages devront remplir la première (nous avons constaté son impuissance et son non-sens) ; les injections stiptiques et antimiasmatiques feront la seconde ; et si cependant elles sont insuffisantes et que la maladie marche, il faudra lui résister ; et par quoi ? et avec quoi ? C'est là le nœud gordien de la question. Veuillez bien, Monsieur Hervey de Chégoin, nous dire comment vous êtes arrivé à ces conclusions, et quels sont vos succès ; nous serons très heureux de les constater et de vous imiter, si tant il est vrai que nous pouvons avoir des observations réelles de guérison. Nous attendons !

M. Le professeur Trousseau a pris ensuite la parole ; il a tenu l'auditoire tout entier sous le charme de son style facile et élégant, qu'il sait si bien émailler, quand il le faut, de traits satiriques et malins. Mais le célèbre orateur n'a pas été plus heureux que ses prédécesseurs, et, loin d'entraîner la conviction de quelqu'un, je crois qu'il a tout fait pour leur prouver qu'il n'était pas lui-même dans le vrai. Ainsi, tout d'abord il commence par nier la fièvre puerpérale, puis il semble de suite la rencontrer partout : d'une négation formelle il arrive sans transition à une généralisation complète. « Existe-t-il une fièvre puerpérale ? tels sont ses premiers mots. Eh bien ! non, Messieurs, répond l'éloquent professeur ; pour mon compte je n'y crois pas. Ce n'est pas que je révoque en doute les phlegmasies de tout genre et d'une immense gravité auxquelles sont sujettes les femmes qui accouchent; ce que je nie, c'est que ce que j'entends par fièvre puerpérale soit le propre de la femme et ne puisse exercer aussi sa funeste influence sur l'homme. » Or la fièvre puerpérale est cette fièvre qui sévit sur les femmes qui se trouvent être dans l'état puerpéral, c'est-à-dire dans l'état de parturition, dans les couches. Eh bien! comprenez-vous M. Trousseau, venant nous dire (et cela sans rire) que la fièvre puerpérale est une fièvre de l'homme aussi bien que de la femme. J'avoue qu'il m'a fallu relire souvent ce passage pour y croire, et je ne m'étonne plus dès lors du mouvement de surprise qui fit alors tressaillir la docte assemblée. Ce frémissement était éloquent de protestation.

Mais pourquoi un semblable début? Serait-ce pour que la curiosité de l'auditoire lui assure plus d'attention? Je crois plutôt que le célèbre professeur a pensé arriver par là à établir plus sûrement l'identité de la fièvre puerpérale et de la fièvre traumatique, qu'il confond sous le même nom de fièvre purulente. En effet, dit-il, cette fièvre affecte aussi bien les femmes en couche que les femmes en dehors de la gestation, que les enfants nouveau-nés et les hommes adultes. La fièvre puerpérale n'est alors qu'un cas particulier d'une maladie plus générale, la diathèse purulente. Mais la diathèse purulente est caractérisée surtout par une tendance à la formation du pus de tous les liquides de l'économie, et la fièvre des femmes en couche n'en est qu'une variété; ce qui est loin d'empêcher son individualité propre. Donc M. Trousseau a tort d'assimiler la fièvre puerpérale à la fièvre traumatique; toutes les deux, il est vrai, sont des variétés d'une seule et même diathèse, mais elles ne sont pas identiques, elles ne peuvent être confondues ensemble.

Ainsi, le fond même de ce qu'a dit M. Trousseau vaut mieux que la forme. Oui, il y a une analogie de famille entre la fièvre puerpérale et la fièvre traumatique, c'est-à-dire cette fièvre qui succède quelquefois épidémiquement aux grandes opérations. Mais cette vérité n'est pas du tout du fait de

M. Trousseau. — Pourquoi donc le célèbre professeur, si riche en inventions, a-t-il cherché à s'approprier le bien d'autrui? Pense-t-il que son mérite et sa renommée puissent encore grandir? Jusqu'où veut-il donc les porter? Et serait-ce enfin un moyen loyal pour arriver au but qu'il se propose? Qu'il veuille alors laisser à M. le Dr Tessier, mon maître, ce qui revient de droit à M. Tessier. Non seulement c'est un devoir pour moi et pour tous de reconnaître la source d'où naît cette vérité, mais encore c'est une obligation bien douce à mon cœur que de protester contre l'envahissement illégitime. Sans doute, mon maître, vous avez bien d'autres titres à la science et à mon attachement; mais ne dédaignez pas cette protestation que la justice m'eût imposée toute seule, si mon cœur ne l'eût devancée. C'est vous qui, dès 1838, publiâtes, dans le journal l'*Expérience*, un travail très important sur la diathèse purulente, travail qui changea les idées de tous les bons esprits par rapport à l'infection purulente, à cette théorie absurde, ridicule et impossible de l'absorption du pus, du transport du pus par les capillaires sanguins.

Ainsi, M. Trousseau a pris le fond de son idée à M. le Dr Tessier; mais en y mêlant du sien, pour transfigurer sans doute cet emprunt, il a gâté le tout. Et puis, entez du pêcher sur du pommier, vous n'obtiendrez aucun résultat; entez un brin de vérité sur une masse d'erreurs, il y dessèche et périt : il en est de même de l'erreur sur la vérité. Pour que le grain prospère, il faut qu'il soit déposé dans un terrain propice et préparé à le recevoir. Ne nous étonnons pas alors que tout ce qu'a vu mon maître n'ait pas frappé le célèbre professeur. Peut-être même que M. Trousseau aurait, comme tant d'autres, préféré l'horizon relativement étroit qui l'entoure et qui lui est propre à un horizon plus grand qu'il aurait fallu partager. Quoi qu'il en soit, M. Trousseau a pensé que la doctrine essentialiste de M. Tessier ne valaient pas ses principes de spécificien. Nous le voyons alors revenir à son idée si chère et soutenir que la fièvre puerpérale, tout en étant l'analogue de

la fièvre traumatique, tire sa gravité et ses particularités d'un
état particulier, d'une influence inconnue, d'un spécifique
enfin qui échappe à tous nos moyens d'investigation. — Mais
qu'est-ce donc qu'une maladie *spécifique?* Il faut bien que nous
sachions à quoi nous en tenir à ce sujet pour pouvoir nous
décider pour ou contre cette doctrine. Qui pourrait mieux
que M. Trousseau nous éclairer là-dessus? Laissons-le donc
parler et s'expliquer tout seul : « Il existe dans les maladies
» une espèce de ferment, une matière morbifique dont la na-
» ture nous échappe et qui n'est connue que par ses effets,
» mais qui, une fois développée dans le corps de l'homme,
» étend partout sa funeste influence et assimile bientôt toute
» l'économie à sa propre substance, comme la levure de bière,
» jetée dans une liqueur sucrée, ne tarde pas à la transformer,
» à l'assimiler à sa propre substance, quelque grande que soit
» la quantité du liquide. » Sans vouloir entrer plus avant dans
la discussion de cette idée, permettez-moi, Messieurs, de vous
demander si tout cela ne vous paraît pas un peu fantasmago-
rique? n'est-ce pas au moins très hypothétique? Eh quoi!
supposons qu'un ferment invisible, introuvable, puisse exister
ainsi ; s'il est invisible, introuvable, comment avez-vous pu le
voir, le trouver? Comment donc avez-vous pu l'admettre, vous
tous qui prétendez ne croire qu'après avoir vu, vous qui soutenez être de l'école exacte, de l'école de Paris?

Ah! Monsieur Trousseau, vous admettez un ferment invisible, impalpable, « dont la nature nous échappe, » et vous
refusez de reconnaître l'action des doses infinitésimales de
nos médicaments. Soyez donc un peu conséquent avec vous-
même : qui peut plus peut moins. Vous pouvez admettre
tranquillement l'existence de certaines matières morbifiques
complètement hypothétiques, imaginaires, chimériques, qui
ne possèdent ni nom, ni nature, ni propriétés, pourquoi rou-
gissez-vous alors de voir, de constater l'action de nos médicaments, même à dose fractionnée? Car nos médicaments,
vous les connaissez par leur nom, par leurs propriétés, par

leur nature ! Serait-il donc plus simple et plus exact d'admettre, comme vous, des empoisonnements sans poison que des actions médicamenteuses avec des médicaments, fussent-ils encore plus dilués ? Car enfin la physique et la chimie nous disent que la matière est divisible à l'infini ; par conséquent il reste toujours quelque atôme de nos médicaments, tandis que personne de sensé ne peut soutenir qu'en dehors de la nécromancie on puisse croire à l'action de quelque chose qui n'existe que dans l'imagination de certains esprits faciles pour ce qui flatte leur amour-propre.

Mais bref là-dessus, ce n'est pas la première des contradictions de l'École qui nous fait la guerre, et nous ne sommes ici ni pour nous défendre, ni pour attaquer ; constatons simplement.— M. Trousseau, en soutenant sa spécificité dans les maladies, a donc oublié que jusqu'à présent le monde médical s'était bien passé de ce ferment, et qu'il ne s'en était pas trouvé plus mal. Aussi chacun, tout en reconnaissant le talent oratoire du célèbre professeur, a-t-il conservé sa conviction, sans être ébranlé le moins du monde par l'autorité de cette puissance scientifique. D'autant plus que M. Trousseau, quand il s'agit de traitement, n'est pas plus avancé que ses collègues. « On a conseillé, dit-il, l'aération ; mais M. Mal-
» gaigne pourra dire le cas qu'en fit le choléra en Pologne, et
» M. Michel Lévy à Varna ; on a parlé des injections après
» l'accouchement, mais les accouchées de la campagne ne
» s'injectent rien, et elles n'ont guère la fièvre qui nous oc-
» cupe. Quant au sulfate de quinine, comme MM. Piédagnel
» et Beau l'ont conseillé, nous pouvons assurer que pendant
» que les salles au-dessus des miennes n'avaient pas de décès,
» mon service en comptait beaucoup, malgré l'usage préser-
» vatif du sulfate de quinine. » L'orateur finit enfin par reprocher, comme nous, à M. Beau, de guérir par le sulfate de quinine tous les cas, moins ceux où les péritonites se généralisent, où il y a des abcès métastatiques, des méningètes, etc.; mais alors, dit-il, vous ne guérissez pas de fièvre puerpérale ?

M. Trousseau, après avoir ainsi détruit toute illusion sur ces divers moyens mis en honneur, ne propose rien pour les remplacer. Donc pour lui encore le traitement de la fièvre puerpurale est à trouver.

Mais la parole est à M. P. Dubois, et le célèbre professeur d'accouchement de la Faculté de Paris va peut-être nous tirer d'embarras, ou du moins nous fortifier dans l'espoir qui nous gagne en le voyant monter à la tribune. Par son mérite et sa haute position il attire sur lui tous les regards et tous les cœurs ; c'est lui qui semble devoir le mieux personnifier la science contemporaine. Voyons :

Contrairement à M. Hervey de Chégoin, qui admet avec l'infection putride une altération *secondaire* du sang, M. le doyen de la Faculté de Paris soutient que la fièvre puer-pérale est une pyrexie particulière, avec altération *primitive* du sang. « Ce n'est pas une pyrexie ordinaire, dit-il, car elle n'a pas de caractères anatomiques propres, comme la fièvre typhoïde, par exemple. » Cette assertion de la part du célèbre professeur a dû étonner beaucoup ; car enfin, il n'est pas de maladie qui présente plus d'altérations, et c'est tellement vrai que la plupart des organiciens la classent parmi les phlegma-sies. M. P. Dubois lui-même le reconnaît un peu plus bas, et prononce ces paroles, complètement en désaccord avec ce dé-but : « S'il est un fait qui ne saurait échapper, c'est que » presque toutes les autopsies révèlent des suppurations éten-» dues ou circonscrites, souvent disséminées, et qu'il n'est » peut-être pas d'organe ou de tissu qui n'en ait été le siége. » Voilà, je crois, un caractère anatomique assez saillant pour que la fièvre puerpérale n'ait rien à envier de ce côté à toute autre pyrexie. Comment M. Dubois n'a-t-il pas vu que cette dernière proposition était en désaccord complet avec la pre-mière ? Peut-être notre célèbre professeur, en rencontrant tant d'altérations, a-t-il été embarrassé dans son choix, et, voyant qu'aucune autre maladie ne se trouvait dans ce même cas, a-t-il résolu de passer outre sans autre forme de procès.

Et puis, ces altérations sont si diverses qu'en réalité on ne sait trop sur laquelle se fixer de préférence. Mais, mon cher maître, cette diversité même ne devrait-elle pas servir à vous éclairer et à vous faire différencier la fièvre puerpérale de toute autre maladie ? Enfin cette multiplicité d'altérations n'est pas aussi réelle qu'elle le semble au premier abord. Qu'importe en effet qu'il y ait un ou plusieurs organes altérés dans la fièvre puerpérale ? La question est de savoir en quoi consiste cette altération. Or les autopsies révèlent des suppurations étendues ou circonscrites, comme vous le dites fort bien, des suppurations multiples ou disséminées, pouvant surgir sur tous les organes et sur tous les tissus ; ces suppurations se manifestent suivant un mode particulier, elles ont une évolution toute spéciale. Donc la fièvre puerpérale a une lésion spéciale, une lésion qui lui est propre ; donc la fièvre puerpérale a des caractères anatomiques particuliers, distincts et différentiels.

M. P. Dubois le voit bien dans sa seconde proposition ; mais il ne s'en apercevait pas dans la première. Tant il est vrai que l'opinion est souvent un écran placé devant nos yeux, pour empêcher les rayons de la vérité de se faire jour jusqu'à nous. Mais là n'est pas la seule contradiction qui existe dans l'assertion du célèbre professeur. En effet, si la fièvre puerpérale n'a pas de caractères anatomiques propres, comment se fait-il que M. Dubois en fasse une fièvre *essentielle* ? Selon lui, une fièvre essentielle doit avoir des caractères anatomiques spéciaux, donc la fièvre puerpérale qui n'en a pas n'est point une fièvre essentielle. Mettez-vous d'accord avec vous-même, mon cher maître, et nous pourrons vous croire. Car il n'est pas raisonnable de penser que des paroles qui tombent de si haut puissent se perdre : noblesse oblige !

Plus loin, sans doute, nous trouverons une compensation à tout ce malentendu ; passons ! — Après avoir tracé un tableau sommaire des phénomènes ou états pathologiques qui peuvent succéder à l'accouchement ; M. P. Dubois les divise en deux groupes différents : 1° Les bénins, caractérisés par « un frisson initial, une réaction fébrile prononcée, la » rougeur de la face, une vive céphalalgie, la teinte jaune ou » blanche de la langue, sans sécheresse, une respiration seu- » lement accélérée, une douleur ordinairement tolérable dans » la région inférieure de l'abdomen, ne s'étendant presque » jamais au-dessus de la région ombilicale, et dont les par- » ties latérales et supérieures de l'utérus paraissent être le » siége. » Cet état peut se présenter, dit-il encore, sous deux formes, la bilieuse et l'inflammatoire. — 2° Les malins, carac- térisés par les mêmes symptômes à peu de chose près, seule- ment ces symptômes sont plus marqués, plus intenses. Après tout nous allons en juger ensemble : « Cette série comprend » le frisson initial, la réaction fébrile, la céphalalgie, l'altéra- » tion des traits, de la douleur abdominale, etc., etc. ; » seule- ment « le frisson initial est *souvent* (remarquez ce mot) plus » intense, plus prolongé et surtout plus rapproché de l'accou- » chement. » La respiration n'est plus accélérée, « elle est rapide ; » n'est-ce pas la même chose sous un nom différent ? La douleur abdominale est plus forte, le ballonement plus marqué, etc., etc. Ainsi donc la différence n'existe que dans le plus ou le moins, sans dire nulle part où se trouve la ligne de démarcation, ni où l'on doit la chercher, ni comment l'on parviendra à la trouver.

Qu'est-ce qui frappe tout d'abord dans ce premier exposé ? La difficulté de préciser les cas bénins des cas malins, surtout si l'on sort des deux extrêmes ; puis, M. P. Dubois le recon- naît lui-même, « il n'est pas possible, dit-il, de réunir sous une même dénomination collective, les éléments divers du premier groupe appelé bénin. » Pourquoi donc l'avez-vous tenté et l'avez-vous fait ? Car enfin, selon vos propres paroles, l'embarras gastrique (s'il existe) et les métrites, la péritonite, la métropéritonite, l'ovarite, etc., n'ont aucune analogie, et, par suite, ne peuvent se confondre sous un nom unique. Or, le premier groupe se compose de l'un ou de l'autre de ces

cas, ou bien de tous un peu. Comment alors avez-vous, vous-
même qui le reconnaissez, comment avez-vous cherché à les
confondre sous un nom unique : la fièvre puerpérale? Pourquoi donc M. Dubois ne verrait-il pas plutôt, dans ce prétendu
groupe, comme M. Depaul l'a fort bien démontré, des maladies
différentes, et qu'il faut dénommer et décrire séparément, à
moins de prendre pour moyen d'union (j'allais dire de confusion), le moment de leur mutuelle apparition ; puisque la seule
analogie qui existe entre ces métrites, ces péritonites, ces
ovarites, ces métropéritonites, ces embarras gastriques, etc.,
c'est que chacun d'eux apparaît de suite après les couches,
tandis que dans le groupe deuxième l'apparition est plus éloignée de ce moment. Mais je ne sache pas que l'on puisse confondre ensemble deux maladies différentes, simplement parce
qu'elles succèdent toutes les deux immédiatement à un même
état particulier et défini. S'il en était ainsi, quelle confusion
s'ensuivrait!—Il est donc bien certain que les phénomènes pathologiques de ce premier groupe, appelé bénin, peuvent être
complètement dissemblables, et exiger par conséquent une
description séparée et un traitement différent. Aussi cette
partie du discours de l'honorable académicien nous paraît-elle
peu propre à dissiper les incertitudes qui règnent dans les
esprits au sujet de la fièvre puerpérale. Était-ce là cependant
ce que nous attendions de ce professeur célèbre? M. P. Dubois lui-même a senti la faiblesse de son discours et l'impuissance de ses paroles ; aussi le déclare-t-il sans détour,
quand il avoue qu'il n'espère nullement convaincre personne.
« M. Beau, dit-il en effet, n'en continuera pas moins à main-
» tenir la toute-puissance de l'inflammation sur la gravité de
» de la maladie ; M. Velpeau enseignera encore, avec sa
» grande et légitime autorité, la doctrine de l'infection pu-
» rulente, et M. Hervey de Chégoin restera toujours fidèle à
» son étiologie de l'infection putride. » Voilà, Messieurs, la
partie de ce discours qui a touché le plus à la vérité. Voyons
cependant le reste.

Cette fièvre puerpérale, avec altération *primitive* du sang, est, selon M. P. Dubois, une maladie qui ne se développe que sous les conditions organiques de la puerpéralité. Ce qui conduit sans doute l'orateur à dire à l'oreille de M. Trousseau, qui soutient la ressemblance de cette fièvre avec la fièvre traumatique : « Mais, mon cher, nous savions tout cela un petit » peu, ce n'était pas la peine de le dire si haut.»—En effet, il est des choses que l'on ne dit pas à la docte assemblée, comme il est des noms que l'on n'y prononce pas. Et celui de mon maître est de ce nombre. C'est à lui que l'on doit le rapprochement de ces deux maladies ; mais il vaut mieux, quoiqu'on en sente la vérité, ne pas en parler, de peur de prononcer un nom si redouté et si redoutable ; ou plutôt, si l'on en parle, que l'on ait bien soin de dissimuler le plus possible. Comme si la réalité pouvait se dissimuler sans devenir tout de suite de l'erreur. Cet aveu, qui nous vient de M. Trousseau lui-même, fait assez juger les hommes qui composent la noble assemblée, et, puisqu'il part d'un membre aussi élevé, que devons-nous penser du reste?

C'est ainsi que l'on traite là-bas tous ceux qui ont les idées plus étendues que les puissants de la science. L'Académie de médecine, après être sortie de son mandat, devrait songer cependant qu'elle usurpe le droit de juridiction suprême. Créée simplement pour donner son avis sur les moyens divers qui surgissent tous les jours, soit comme panacée universelle, soit comme remède souverain de tel ou tel mal, elle a trouvé ce rôle trop petit pour sa dignité, et la voilà qui se transforme en tribunal sans appel, non pour rendre la justice, mais pour empêcher qu'on l'attaque et pour éviter, par tous les moyens possibles, que les lois scientifiques ne soient point le résultat de son initiative. Aussi, toute vérité qui n'a pas son inventeur dans son sein est une vérité mise à l'index, dont il est défendu de parler. De telle sorte que, au lieu de favoriser les progrès de la science, cette sentinelle avancée de l'école ne fait que les entraver et les retarder ; et si son pouvoir ne va pas plus avant, il ne faut pas lui en savoir gré. — Mais c'est au milieu des fers que certains hommes et certains martyrs ont paru le plus libres ; c'est aussi au milieu des persécutions que la vérité s'élève le plus au-dessus des misères de ce monde. Elle se purifie ainsi aux épreuves qu'elle est obligée de subir.

Encore si, parmi tant d'erreurs qui se soutiennent à l'Académie, on y trouvait la consolation que procurent les succès, je comprendrais ce parti pris de haïr. Mais point du tout ; M. P. Dubois, quand il arrive au traitement de la fièvre puerpérale, est encore plus désolant que ses collègues : « Rien de » fait, rien à faire, dit-il. On ne connaît pas de moyens qui » puissent être employés contre cette maladie avec l'espoir » fondé d'un succès ; le kermès et l'ipéca furent préconisés » par Doulcet dès 1782 ; huit ans plus tard (1790), Boër, à » Vienne, employa une poudre antimoniale particulière, dont » il vanta beaucoup l'usage ; ce qui n'empêcha pas qu'en 1813 » on ne songeait plus qu'aux saignées unies aux purgatifs » énergiques, comme l'enseignait Armstrong ; cette méthode » de traitement est complètement abandonnée de nos jours, » et l'on a voulu en remplacer la renommée usurpée par le » sulfate de quinine, par les mercuriaux, et *tanti toti.* » Que faut-il garder de tout cela ? — Le jugement que M. P. Dubois porte sur cette thérapeutique empirique qui règne en souveraine dans notre si belle France. « Tout a été impuissant, » dit-il, dès qu'on a voulu soumettre ces divers traitements » à des moyens d'investigation solides et scientifiques. »

Quant à la contagion de la fièvre puerpérale, M. Dubois la soutient ; seulement il ne la comprend pas comme certains autres de ses collègues. Selon lui, cette maladie est contagieuse, mais elle ne se transporte pas, comme on a voulu le soutenir, par les mains de l'accoucheur, surtout si l'homme de l'art a bien soin de mettre en usage tous les moyens de propreté ; elle ne se transporte pas non plus par l'odeur concentrée dans les vêtements, etc., etc.; elle se prend épidémiquement et se trouve souvent limitée à un hôpital, et même

quelquefois à une salle d'hôpital. Ce qui porte l'honorable professeur à ne pas nier la contagion, puisque, dans un même hôpital soumis aux mêmes influences épidémiques on voit une
salle toute seule être ravagée par ce fléau. Et je suis heureux
cette fois de partager complètement l'idée de notre doyen de
la Faculté de Paris. Vous voyez bien qu'il y a chez tout le
monde une ou plusieurs parcelles de vérité, de même qu'il ne
se trouve aucun homme ayant la véritable doctrine qui ne
présente, par-ci par-là, quelque chose de condamnable. Tel est
le sort humain!

Mais voici venir notre célèbre compatriote. M. Cruveilher
monte à la tribune, et, comme toujours, il ne se place pas
dans les extrêmes. Il préfère le juste milieu et tend une main
aux essentialistes, tandis qu'il présente l'autre aux localisateurs. Pour lui, la fièvre puerpérale est une fièvre et une
phlegmasie tout à la fois; M. Beau a raison et M. Depaul n'a
pas tort. Ce n'est pas cependant ce que prétendent ces Messieurs. « Cette fièvre et cette phlegmasie sont congénères, dit-il ;
toutes deux sont la conséquence d'une cause commune, l'infection miasmatique.» Ce qui le rapproche beaucoup en ce moment de M. Trousseau, puisque le célèbre président de l'Académie est d'avis que la fièvre puerpérale n'est autre chose que
la fièvre purulente des opérés. De telle sorte que l'accouchée
serait une opérée véritable, comme si un état physiologique
(l'accouchement), pouvait raisonnablement être comparé à un
état pathologique (une opération, une amputation)? Qu'il y
ait une grande parenté entre la fièvre des opérées et la fièvre
des femmes en couche, je suis de cet avis ; mais que l'analogie ne soit pas poussée jusqu'à confondre l'une avec l'autre. Ce sont deux variétés d'une même diathèse, comme nous
l'avons dit, et rien de plus. Et puis, les faits ne sont-ils pas là
pour nous soutenir? Car enfin, envisager la question comme
M. Cruveilher, c'est se mettre dans l'impossibilité de comprendre les cas de fièvre purulente en dehors de toute opération quelconque ; or, il est démontré que les enfants nouveau-

nés peuvent la contracter ; il est prouvé aussi que les femmes, avant l'accouchement, peuvent en être prises ; on rencontre encore des cas de cette maladie qui viennent spontanément. Chez tous ces gens, où serait donc la cause de la maladie, puisqu'il faut nécessairement une opération pour donner naissance à la fièvre purulente? Donc les opérations ne sont pas indispensables le moins du monde pour le développement de cette terrible maladie ; donc il n'est pas nécessaire d'assimiler l'accouchement à une grande opération.

M. Cruveilher est professeur d'anatomie pathologique à la Faculté de Paris ; il devait s'étendre surtout sur l'étude des lésions qui se présentent dans la fièvre puerpérale. Peut-être même cette circonstance n'a-t-elle pas été étrangère à ce qu'il vient d'avancer. Quoiqu'il en soit, son opinion était vivement attendue de part et d'autre, car la sanction d'une autorité semblable devait faire pencher la balance de son côté ; et M. Beau, comme localisateur, espérait plus que tout autre du professeur d'anatomie pathologique. M. Depaul, de son côté, connaissant notre célèbre compatriote, comptait beaucoup sur son appui pour s'en servir comme d'un assommoir contre ses dissidents. Le professeur d'anatomie pathologique défendant sa doctrine, n'était-ce pas la plus belle preuve de la bonté de sa cause et de son triomphe? Mais il eût fallu pour cela se décider pour l'organicisme ou pour le vitalisme, et nous savons que M. Cruveilher défend l'organo-vitalisme, métis semblable à tous les métis, ne possédant pas plus que les autres la faculté de multiplier.

Nous savions donc à l'avance que M. Cruveilher, tout en admettant la fièvre puerpérale parmi les pyrexies, reconnaîtrait que l'inflammation, et surtout l'inflammation des lymphatiques utérins est la principale chose dans cette terrible maladie. C'est l'inflammation, en effet, qui, selon lui, explique tout cet assemblage effrayant de symptômes. Comment alors comprendre ces morts de fièvres puerpérales sans lésion, sans trace d'inflammation ni dans les viscères, ni dans les vaisseaux lymphatiques? Il en existe, cependant, de ces cas, on ne peut le nier. Il est vrai sans doute que l'absence de caractères inflammatoires est l'exception ; mais cette exception ne suffit-elle pas pour prouver que la lésion n'est pas nécessaire à la fièvre qui nous occupe? Il est vrai aussi que, parmi les lésions qui se rencontrent, la lymphagite occupe une place de premier ordre. Cette lymphagite, selon M. Cruveilher, devient rapidement purulente et se trouve par cela même « le *symptôme* le plus essentiel de la maladie. » Remarquez bien que M. Cruveilher dément ici le rôle qu'il faisait tout d'abord jouer à la lymphagite. En effet, si elle est un symptôme de la maladie, elle ne peut pas être cette maladie; et alors nous devenons complètement d'accord avec notre honorable compatriote.

Nous avons beaucoup admiré les détails dans lesquels le célèbre président de l'Académie s'est plu à entrer au sujet de l'anatomie pathologique de cette maladie. Il était dans son élément, et il l'a bien montré. La lymphagite purulente, selon l'orateur, passe bien avant la péritonite purulente, avant les phlegmons diffus ou circonscrits du tissu cellulaire sous péritonial, etc., etc.; elle est bien plus fréquente, et semble conséquemment, par sa présence *à peu près* continuelle, mériter la place que M. Cruveilher lui assigne dans l'ordre d'importance des lésions. Cette opinion a trouvé des incrédules, et beaucoup sont d'avis que la péritonite est bien plus importante que la lymphagite utérine, et, la preuve, c'est qu'on a cherché à donner à la fièvre puerpérale le nom de péritonite, et jamais il n'a été question de l'appeler lymphagite. Cette raison n'est pas à dédaigner, et je doute que M. Cruveilher puisse la renverser.

Ainsi, notre bien aimé compatriote a, lui aussi, porté dans cette discussion tout l'ascendant de son autorité. Une partie de son discours n'est pas exempte de quelques reproches et de quelques objections; mais, quand il s'est agi d'anatomie pathologique, le professeur s'est fait sentir, et tout le monde a approuvé la justesse des détails qu'un scalpel habile a seul pu faire reconnaître.

Mais, après l'anatomie pathologique, il s'agissait de faire voir que l'on n'avait pas oublié le rôle qu'avait joué autrefois une théorie pour laquelle M. Cruveilher avait dépensé tout son talent. Aussi voyons-nous l'orateur chercher à raviver la résorption du pus en nature, et nous parler de la circulation du pus dans les lymphatiques, qui auraient le rôle, d'après cette théorie, de transporter par-ci et par-là les globules purulents, chargés de donner naissance à ces divers abcès métastatiques qui se rencontrent dans tous les organes. A cela, il n'y a qu'une seule réponse, c'est que les micrographes ont démontré d'une manière péremptoire que les globules du pus étaient par trop gros pour passer dans les capillaires lymphatiques ou autres. Devant cette impossibilité insurmontable, que répondra M. Cruveilher?

Dans toute cette partie de la discussion, l'honorable professeur a pensé avoir trop appuyé les partisans de la pyrexie, et le voilà qui revient pour détruire en partie cette idée. « En » présence de lésions aussi graves et aussi importantes, la fièvre » ne peut être que symptomatique, » dit-il ; donc, sans doute, la fièvre puerpérale n'est pas une fièvre, diront les localisateurs. Mais M. Cruveilher répond de suite à cette déclaration, qui le place dans un camp bien défini, que la fièvre et la phlegmasie débutent en même temps. Et, pour preuve, il dit que la douleur abdominale précède souvent et accompagne toujours le mouvement fébrile. Cependant nous avons prouvé qu'il existait des cas dans lesquels on n'avait pas constaté de caractères anatomiques. De plus, est-ce que la douleur serait un symptôme qui devrait, dans tous les cas, prouver la présence d'une inflammation? N'existe-t-il pas un grand nombre de maladies accompagnées de douleur, à la pression ou sans la pression, qui ne sont nullement inflammatoires? les névralgies, par exemple? Donc cette raison n'est pas suffisante. Et nous restons alors en suspend entre la pyrexie et la phlegmasie. Cependant, comme cette position n'est guère tenable pour un professeur aussi célèbre, M. Cruveilher pense sortir de cette impasse en mettant la fièvre et l'inflammation sur le compte de certains miasmes particuliers, semblables en tout et pour tout au miasme du typhus. Comme celui-ci, la fièvre puerpérale arrive surtout dans les encombrements, et le meilleur moyen d'en diminuer le nombre, c'est l'isolement. Donc la fièvre puerpérale est un véritable typhus; comme lui, elle est épidémique, contagieuse et miasmatique. Pourquoi alors M. Cruveilher se refuse-t-il, lui aussi, à reconnaître les faits et les résultats produits par les doses fractionnées des médicaments, pendant qu'il admet l'existence de miasmes invisibles, impalpables, introuvables, dont la nature et le nom sont inconnus? Je ne reviendrai pas davantage sur cette critique, et passe de suite au traitement, ou plutôt à l'opinion de l'orateur sur le traitement de la fièvre puerpérale. Notre célèbre compatriote ressemble ici à tous ses collègues, et croit avec eux que ce traitement est encore à trouver. Ce qui lui semble devoir diminuer le nombre de ces maladies, c'est l'isolement, et je suis de son avis, ainsi que la plupart de nos académiciens. Mais une fois la maladie déclarée, que faire? C'est là la question restée sans réponse.

Peut-être que M. Danyau, qui succède à notre compatriote, nous apprendra quelque chose de nouveau sur cette cruelle maladie. Il a passé dix-huit ans à la Maternité et a vu souvent de terribles épidémies moissonner dans cet établissement les malheureuses accouchées; il a pu étudier d'une manière toute spéciale la maladie qui nous occupe, et l'on conçoit que l'opinion d'un tel praticien doive influencer beaucoup les esprits. Eh bien! M. Danyau apporte aux essentialistes tout le poids de son autorité et de son expérience. La fièvre puerpérale est pour lui une fièvre essentielle. Seulement, à cette opinion si respectable il a voulu ajouter des hypothèses qui flattaient sans doute son amour-propre, mais qui *éventraient* la vérité. C'est ainsi que, voulant assimiler la fièvre puerpérale à une fièvre marécageuse, il admet des miasmes générateurs qui pénètrent dans le sang, l'empoisonnent et le rendent apte à la production très rapide de ces diverses phegmasies. Et d'abord, quand un poison porte en nous ses ravages, il fait développer sur le malheureux patient une série de symptômes particuliers qui distinguent cet empoisonnement de tout autre. Partant, il ne rend pas apte à des phegmasies, il fait naître des phlegmasies, si ces phlegmasies font partie de l'ensemble des symptômes qui sont produits par ce susdit poison. Ensuite, n'est-il pas étonnant que tant d'hommes de génie soient inconséquents au point d'admettre des empoisonnements sans poison visible, eux qui ne veulent pas reconnaître des effets résultant de l'administration de médicaments dont le nom et la nature leur sont parfaitement connus? Et pourquoi recourir à cette hypothèse, aussi inutile qu'absurde? Car enfin tout vient la contredire; l'expérience de chaque jour est là pour nous apprendre qu'un poison étant donné, il doit empoisonner toujours d'une seule et même manière. Un science toute entière est basée sur ce fait, c'est la toxicologie. Comment alors comprendre que ce poison miasmatique puisse présenter tant de variétés dans ses effets? aurait-il des analogues? Et alors, il n'y aurait pas un seul miasme qui puisse donner la fièvre puerpérale; il y en aurait une foule, puisque chaque épidémie offre des particularités en assez grand nombre pour empêcher de les confondre entre elles! Enfin, malgré toute la bonne volonté que l'on peut y mettre, comment expliquer la présence d'un poison dans l'air que tout le monde respire, sans que ce poison agisse sur toutes ces personnes? Les accouchées seules ont ce triste privilége. Et si vous me dites que l'état puerpéral est nécessaire pour que ce poison puisse agir, je vous répondrai 1° qu'heureusement toutes les nouvelles accouchées n'en sont pas atteintes, il y a des exceptions même dans les épidémies les plus meurtrières; 2° qu'en dehors de ces accouchées, il existe des cas de fièvre puerpérale.—En dernier lieu, si la fièvre puerpérale est un empoisonnement, elle n'est pas une fièvre. Mettez-vous donc d'accord avec vous-même, M. Danyau, et vous reviendrez bien vite à des idées plus nettes et plus raisonnables, tout en étant plus raisonnées. Vous êtes plein de verve et de vigueur quand vous combattez les localisateurs, pourquoi vous laissez-vous entraîner dans l'excès opposé? J'ai remarqué, en effet, avec quel accent de vérité vous avez affirmé et prouvé que la fièvre puerpérale n'est pas une phlegmasie, et j'ai vu avec plaisir que vous avez cité des cas de mort où la maladie n'avait laissé aucune trace anatomique. Si ces exemples sont rares, ils n'en sont pas moins avérés; donc les lésions dans la fièvre puerpérale ne sont pas indispensables, et, par suite, ne doivent être considérés que comme phénomènes secondaires. Vous avez cité aussi des exemples de fièvre puerpérale avant l'accouchement, et vous n'êtes pas seul à avoir constaté pareille chose; donc l'accouchement ne doit pas être considéré comme une opération chirurgicale pour le besoin de la cause des partisans de la fièvre traumatique. Et l'honorable M. Danyau a fait aussi justice de cette maladie phegmatique ou traumatique. — Quant au traitement, il n'en reconnaît pas de vraiment utile et sur lequel on puisse fonder quelque espérance.

C'est M. Cazaud qui succède à ce vieux praticien; mais il ne lui ressemble pas, car il place tout d'abord son drapeau dans le camp des localisateurs; du moins c'est l'opinion de tous ceux qui ont eu connaissance de la première partie de son discours. Dans la seconde partie, la scène change, et M. Cazaud semble démentir ses premiers pas. C'est un élève et un admirateur de M. Cruveilher; comme lui, il soutient que la lymphagite est la lésion principale de la fièvre puerpérale, contrairement à Tonnelé, à Duplay et à M. Behier, qui placent la phlébite bien avant la lymphagite. Ce qui est certain, c'est que, dans la majorité des cas, il y a une suppuration dans les lymphatiques tout aussi bien que dans les veines; mais ceci n'est que la simple conséquence de la tendance des liquides de l'économie à se transformer en pus. Tous les

liquides étant dans le même cas, il n'est pas étonnant de rencontrer du pus dans les veines comme dans les lymphatiques.

M. Cazaud ne croit pas nécessaire de passer en revue de
nouveau les symptômes de la fièvre puerpérale : ils sont assez
connus et ont été assez détaillés pour que personne ne puisse
les méconnaître. Tout le monde, en effet, reconnaît la fièvre
puerpérale au lit du malade, même ceux qui ne l'admettent
pas. Tant il est vrai que le naturel force souvent ceux qui le
dénaturent par leurs raisonnements à le reconnaître et à s'a-
vouer vaincus. Le bon sens médical, joint au sens commun,
font toujours justice un moment ou l'autre de ces erreurs
grossières.

Mais si l'orateur n'aborde pas ces détails, il veut pénétrer
dans le cœur de la discussion, et arrive ainsi à la nature même
de la maladie. Nous le voyons tout d'abord prendre à partie
M. Depaul, parce que celui-ci défend l'essentialité de la fièvre
puerpérale. Et, comme les raisons de M. Depaul ne sont pas
irréfutables, ainsi que nous l'avons démontré, il semble que,
renverser ces raisons, c'est renverser l'essentialité de la maladie. Et M. Cazaud croit être arrivé à ce but, en prouvant à
son partenaire que le caractère épidémique et contagieux
d'une maladie n'empêche pas que cette maladie puisse être de
nature phlegmatique. Il cite, en effet, des épidémies qui donnent naissance à de graves phlegmasies. Puis, d'un air triom-
phateur, il affirme que dans toute pyrexie la lésion ne survient que plusieurs jours après l'apparition de la fièvre. Or,
dans la maladie qui nous occupe, « la lésion, dit-il, suit de
» très près la fièvre, souvent même la lésion arrive en même
» temps. » Donc la maladie des femmes en couche ne peut
être classée parmi les pyrexies. Cependant, très honoré académicien, voudriez-vous être assez bon pour nous dire ce qui
existe, dans certains cas, entre le début de la fièvre et l'appa-
tion de la lésion, cet espace de temps fût-il de cinq minutes
seulement? Ou c'est de la fièvre, et par suite la maladie, ou
ce n'est rien. Dans la dernière supposition, nous n'avons

rien à répondre, sinon que les malades sont loin de ne pas se croire malades pendant ces cinq minutes. Et je suis de leur avis.

M. Cazaud cherche ensuite à prouver que les caractères anatomiques de la fièvre puerpérale sont différents des caractères anatomiques des autres fièvres essentielles, et il n'a pas de peine à le démontrer; car enfin, s'ils étaient les mêmes que ceux de la fièvre typhoïde, par exemple, ce ne serait plus une fièvre puerpérale, ce serait tout simplement une fièvre typhoïde. L'orateur ne fait donc que corroborer l'opinion que nous avons manifestée dès le début. Mais soutenir que ces caractères anatomiques sont tout dans cette maladie, c'est se mettre complètement en contradiction avec les faits, puisqu'il existe des cas où les caractères anatomiques manquent complètement. Je sais bien que vous aussi, vous répondrez à ces faits par une fin de non recevoir, et vous déclarerez encore que l'on n'a pas bien cherché. Mais, à cet argument peu flatteur pour vos maîtres, je réponds par le silence. Vous comprenez vous-même qu'il n'est pas sans réplique, puisque vous ajoutez de suite : « Après tout, de ce qu'il n'y ait pas de suppura- » tion, s'ensuit-il qu'il n'y ait pas d'inflammation? » C'est éviter cette fois la question ; car enfin on n'a pas dit seulement qu'il n'y a pas de suppuration, on a affirmé n'avoir rencontré aucune lésion. Or, je ne sache pas qu'une inflammation quelconque, surtout quand elle est capable de tuer, puisse ne pas laisser de traces anatomiques.

Telle est la première partie du discours de M. Cazaud ; il combat le plus possible tous ceux qui ont voulu croire à l'essentialité de la fièvre puerpérale ; et l'on penserait, bien à tort, qu'il refuse à cette maladie le nom de fièvre et qu'il est un chaud partisan des localisateurs. Mais la seconde partie est une preuve qu'il n'avait pas beaucoup de foi aux diverses raisons que nous venons de renverser. Car, dès qu'il veut formuler son opinion personnelle sur la fièvre puerpérale, il revient de son erreur. Seulement je ne comprends pas les

principes d'étude qu'il met en avant. Car enfin, si l'on veut
étudier véritablement une maladie, il faut la prendre dans sa
forme bénigne comme dans sa forme maligne. Et dans ce cas
l'on n'a pas à choisir, puisque toutes sont malignes et ne par-
donnent pas. Mais, comme mode d'étude, je soutiens que sa
méthode est peu propre à éclairer. En effet, je ne sache pas
que, pour bien étudier une maladie, il faille choisir les cas les
plus simples de cette maladie; que, pour bien en reconnaître
la nature, il faut la surprendre dans sa simplicité la plus
grande. Mais, est-ce que la simplicité n'est pas la même dans
les cas malins comme dans les cas bénins? La simplicité d'une
maladie frappe sous toutes ses formes, et la forme maligne est
aussi simple que la forme bénigne.

Nous voyons ensuite M. Cazaud comparer les femmes nouvellement accouchées à une ville démantelée dont toutes les
portes sont ouvertes. Eh bien ! malgré l'inconvenance de la
comparaison, j'admets la proposition ; qu'arrivera-t-il? Que les
nouvelles accouchées seront, plus que toutes autres, prédisposées à la fièvre puerpérale, par exemple. Qui a jamais dit le
contraire, puisqu'on a toujours placé l'accouchement comme
cause de cette terrible maladie? Et je ne vois pas la liaison
qui pourrait servir à réunir cette proposition à l'idée de
phlegmasie au sujet de la fièvre puerpérale. — Si M. Cazaud
a été d'un avis contraire à celui de certains autres de ses
collègues, cette dissidence a cessé dès qu'il s'est agi du traitement. Comme M. Danyau, il ne croit à l'action d'aucune médication, y compris même le sulfate de quinine, soit comme
curatif, soit comme prophylactique.

M. Bouillaud, qui monte ensuite à la tribune, laisse bien loin
derrière lui la plupart de ses collègues. Si M. Cazaud, par
exemple, a hésité de placer la fièvre puerpérale parmi les
phlegmasies, le célèbre professeur de La Charité n'hésite pas
à l'anéantir comme fièvre et comme phlegmasie. « Il n'y a pas
» de maladie que l'on puisse appeler fièvre puerpérale, dit-il,
» car les femmes en couche peuvent être prises de toute es-

» pèce de maladie. » Cela est vrai ; mais s'ensuit-il que les maladies qui attaquent les femmes en couche n'appartiennent pas à des entités morbides? Est-ce que tout le monde n'est pas plus ou moins susceptible d'être pris par telle ou telle maladie? et suit-il de là qu'il n'existe aucune unité morbide? Donc, si les femmes en couche peuvent être prises de pneumonie, par exemple, elles peuvent aussi être prises de fièvre puerpérale, et l'on a autant de droit d'appeler l'une pneumonie que l'autre fièvre puerpérale. Serait-ce parce que dans la fièvre puerpérale il y a des affections bien diverses et bien multiples? Mais nous avons déjà dit que c'était là le caractère particulier de cette maladie ; elle a des lésions, des caractères anatomiques qui peuvent se rencontrer dans tous les viscères ; aucun tissu n'en est exempt.

Si M. Bouillaud s'avance si hardiment vers cette négation, il ne veut pas cependant y marcher seul, puisqu'il nous parle du Dʳ Mercier qui, dès 1804, avait déclaré la même chose; il cite ensuite Bost, puis Broussais, puis Petit et Serre, et même Pinel, en 1818, dans sa *Nosographie philosophique*. Mais s'ensuit-il que, malgré cette bonne compagnie dans laquelle il se place, il ne soit pas attaquable? Des milliers de personnes qui soutiennent une erreur valent-elles une seule voix qui s'élève pour la vérité? — Le célèbre successeur de Broussais sent bien qu'il heurte la réalité, puisqu'il cherche de suite à atténuer ce qu'il vient d'avancer. « Je veux bien que l'état » puerpéral, dit-il, suscite quelques particularités aux mala- » dies qui arrivent en ces moments, mais ce n'est pas une » fièvre puerpérale, une maladie particulière, une entité mor- » bide isolée, propre, essentielle. Et M. Dubois a été peu » exigeant, peu dessiné, en cherchant à établir une entité » morbide nouvelle sans prouver qu'il existait à cette maladie » un siége nouveau. » Eh quoi! est-ce que le siége d'une maladie quelconque n'est pas l'homme lui-même, la personne elle-même? Donc le siége de toutes les maladies est le même, car toutes les maladies humaines ont l'individu pour siége.

Sans doute, répondrez-vous, l'homme est bien le siége de toutes les maladies, de même que le monde est le siége de toutes les nations; ce qui n'empêche pas de localiser chacune d'elles dans la partie qui lui est propre. Donc nous devons de même localiser une maladie dans la portion du corps qu'elle attaque d'une manière uniforme et exclusive. Pardon, mon maître, si une nation placée dans une partie du monde, ~~et pouvant~~ *peut* vivre sans le reste de ce même monde, elle est une individualité au milieu d'individualités. En est-il de même de nous autres? Est-ce qu'une partie quelconque de notre corps peut vivre indépendante des autres parties? Donc une seule portion de nous-même ne peut être regardée comme une individualité; donc la comparaison est fausse et ne prouve rien. Aussi n'étais-je pas tant dans l'erreur quand je soutenais que le siége de la maladie est toujours l'homme lui-même, puisqu'il n'est pas possible de supposer l'existence vitale d'une partie quelconque sans qu'elle fasse partie de l'individu d'une manière intégrante. Et puis, qu'est-ce donc qu'une lésion? sinon un symptôme anatomique; or, s'il est un symptôme, c'est-à-dire un des moyens par lesquels la maladie fait constater sa présence, il n'est ni une maladie, ni un siége de maladie. Le siége d'une chose est l'endroit sur lequel repose cette chose; il est toujours indépendant de la chose elle-même. Ce qui n'arrive pas pour le symptôme, qui se trouve en faire partie d'une manière intégrante. Un symptôme quelconque ne peut donc, en saine raison, être le siége d'une maladie quelconque. Qu'il soit le siége d'une affection, je le veux bien, puisque l'affection n'est que l'ensemble de caractères anatomiques réunis aux symptômes qu'ils peuvent susciter. Donc M. Dubois ne pouvait pas trouver un siége nouveau à cette maladie, n'importe dans quel sens vous le compreniez. — Il pourrait bien se faire que ce ne soit pas là ce que vous entendiez par le siége d'une maladie. Eh bien, entrons dans votre sens, et admettons (ce qui est inadmissible) que le siége d'une maladie puisse être l'organe sur lequel se montre la lésion principale de cette maladie, que prouverait l'absence d'un siége nouveau? sinon que la fièvre puerpérale n'a pas d'organe propre sur lequel elle montre continuellement une lésion connue. Si maintenant vous tenez à ce que la métrite, la péritonite, etc., soient une lésion propre à caractériser cette maladie, vous serez bien assez bon pour me dire si cette métrite, cette péritonite, etc., n'ont pas ici un cachet particulier, une marche *sui generis*; et alors, toutes les fois que ces affections auront cette marche toute particulière, on aura la fièvre puerpérale. Or, personne ne peut nier que, en cette circonstance, ces diverses lésions ne tendent plus rapidement à la suppuration que les autres, qui ne se trouvent pas dominées par une cause semblable. Donc, même dans le sens que vous voulez bien donner à votre proposition, il n'est pas possible de méconnaître que les diverses inflammations qui se trouvent dans la fièvre puerpérale n'aient pas un caractère commun et suffisant pour les faire reconnaître à première vue. Ainsi donc, les caractères de ces lésions étant particuliers et uniques, nous pouvons dire hardiment que la fièvre puerpérale a, sinon un siége nouveau, du moins une lésion nouvelle; car le siége de la lésion n'est pas la lésion elle-même. Un même tissu, un même organe peuvent être pris d'affection tout à fait dissemblable; par exemple, l'entérite et la dyssenterie, le croup et l'angine simple, etc., etc., sont bien des lésions dissemblables sur un même organe. — Eh bien, il en est de même des autres symptômes, ils ont tous dans la fièvre puerpérale un cachet particulier; de même aussi de la marche de cette maladie, de la succession et de l'association de ses divers symptômes. Enfin son pronostic ressemble-t-il à celui d'une des maladies avec laquelle la fièvre puerpérale semblerait avoir le plus de ressemblance? Les résultats sont là qui répondent assez haut, et l'aveu de vous tous me garantit une réponse non évasive.

M. Bouillaud dit ensuite à ceux qui veulent voir dans cette maladie une altération du sang, que dans toutes sortes de maladies le sang est altéré. Je ne veux pas soutenir l'erreur de ces Messieurs; mais je tiens à me servir de cet argument pour valider encore mon opinion. En effet, il n'y aurait aucune maladie, puisqu'on nie à la fièvre puerpérale son entité morbide, tout simplement parce qu'elle a un symptôme analogue aux autres maladies, une altération du sang. Mais cette altération du sang est-elle toujours la même? Ici, par exemple, n'offre-t-elle pas un caractère bien remarquable, cette tendance à faire du pus? Et puis, est-il beaucoup de fièvres essentielles qui présentent une augmentation de fibrine? Et celles qui présentent cette augmentation, l'ont-elles dans les mêmes proportions? N'y a-t-il même pas d'autres particularités qui, en s'ajoutant à cette augmentation de fibrine commune à certaines autres fièvres, rend impossible la confusion? Donc la fièvre puerpérale peut de tous côtés se différencier de toute autre maladie; donc elle est une maladie réelle, une entité morbide, une personnalité, une individualité.

Pourquoi alors tant s'escrimer contre l'existence de la fièvre puerpérale, lorsque vous-même, Monsieur Bouillaud, vous reconnaissez, dans votre second discours, que cette maladie « n'a d'autre raison d'être que l'absorption de matières putri- » des, contenues dans l'utérus des nouvelles accouchées? » D'abord les mycrographes vous diront que cette absorption n'est pas possible par les capillaires; reste les trompes. M. Guérin, qui a voulu le soutenir, a récolté le rire de tout le monde, de vous-même, sans aucun doute. Ensuite, comment pourraient arriver les fièvres puerpérales qui sévissent sur les femmes non encore accouchées? Enfin, si tout cela même était en votre faveur, vous reconnaîtriez nécessairement que la fièvre puerpérale a une certaine raison d'être : cette absorption; or, si elle a une seule raison d'être, elle peut exister; donc la fièvre puerpérale existe.

Nous ne sommes plus étonné maintenant de toutes ces marches et contre-marches, de toutes ces contradictions; car vous nous apprenez que vous n'êtes d'aucune école : « Je ne

» suis d'aucune autre école, dites-vous à M. Trousseau, qui
» vous plaçait à la suite de Broussais ; je suis de mon école, de
» l'école exacte. » Nous venons, en effet, de constater toute
l'exactitude de vos prétentions, et vous deviez fort mal vous
trouver à côté de vos collègues. Vous avez bien fait alors de
repousser toute assimilation avec n'importe qui et n'importe
quoi. Vous avez eu raison !

En résumé, le célèbre professeur de La Charité fait la
guerre à tout le monde ; il admet cependant que les femmes
en couche peuvent être prises de métrite, de péritonite, etc.,
comme M. Beau ; il admet aussi que dans le cas qui nous occupe
il y a altération du sang, produite par l'infection soit putride,
soit septique, comme MM. Hervey de Chégoin et Dubois ; il admet encore que le typhus peut atteindre ces malheureuses accouchées, comme MM. Cruveilher et Cazaud. Ce qu'il n'admet
pas, c'est le lien qui unit ces divers phénomènes morbides en
une entité particulière, appelée fièvre puerpérale. En un mot,
il admet tous les symptômes que présente cette maladie ; il la
reconnaît fort bien au lit du malade, et il nie cette maladie
elle-même ; bien plus, il admet que ces symptômes prennent un
caractère particulier de ce qu'ils se présentent en un moment
pareil, après l'accouchement, et il nie que ces particularités
puissent suffire à créer une individualité morbide. Tels sont
les résultats obtenus par l'école dite exacte. Encore passe si
tout cela nous conduisait à des moyens thérapeutiques utiles.
Point du tout ; M. Bouillaud n'ajoute foi à aucune médication.
Voilà encore, je l'espère, un moyen de discerner une maladie.
Car enfin, si ces métrites, ces péritonites, ces typhus, etc.,
etc., ne cèdent pas aux mêmes moyens que les métrites, les
péritonites, les typhus ordinaires, il s'ensuit rigoureusement
qu'il y a une différence, car le remède, suivant l'ancien adage
(*naturam morborum ostendunt curationes*), sert toujours à faire
reconnaître la nature du mal. Or le remède, dans ce cas,
prouve suffisamment que la nature des péritonites, des métrites, des phénomènes typhiques, qui sont symptômatiques

de la fièvre puerpérale, sont bien différents dans ces mêmes
métrites, péritonites, etc., quand elles ne sont pas dominées
par cette influence morbide que nous continuons d'appeler
par son nom, fièvre puerpérale. Est-ce que, par exemple, les
antiphlogistiques, saignées, sangsues, ventouses, vous ont
réussi comme dans les cas simples et ordinaires? La pratique
foudroyante de ces moyens n'a-t-elle pas entraîné leur abandon complet?

Nous avons nommé M. Guérin tout à l'heure ; il a, en effet,
pris la parole pour défendre une théorie nouvelle, qui n'a pas
eu le succès qu'en attendait son auteur, à en juger par les
rires qui ont accompagné son apparition. M. Guérin est un
chirurgien fort habile de l'École de Paris, et il a senti lui-même
que sa place n'était pas naturellement gardée dans cette discussion. Aussi commence-t-il par excuser son entreprise ;
mais il n'a pu résister au devoir qui l'obligeait de venir porter
à ses collègues et à ses maîtres le fruit de ses méditations, et
peut-être les lumières de ses explications. Quoi qu'il en soit,
M. Guérin s'est trouvé hors de son élément et de sa compé-
tence ; il l'a compris de lui-même, et c'est une excuse à tout le
reste. — Ce qui est certain, c'est que tout le monde s'est pris
d'un fou-rire quand cet honorable académicien a voulu comparer les trompes utérines à des pompes foulantes et repous-
santes, chargées de faire remonter le pus et les diverses matières ou putrilage, contenus dans l'utérus, jusque dans le
péritoine. Je ne répèterai pas ici toutes les plaisanteries qui
ont succédé à pareille idée : je ne dirai pas tous les bons mots
qui ont ont été faits ; je poserai simplement cette question :
Quelle rage avez-vous donc pour vouloir à toute force faire de
la mécanique en médecine, et tout expliquer par la mécanique? L'homme, mécanique ; les maladies, mécanique ; les
fonctions, mécanique, etc., etc. Que cette leçon serve enfin à
guérir de cette manie spéciale! C'est tout ce que nous dirons
de cette opinion.

M. Velpeau est monté ensuite à la tribune ; le silence a de

nouveau régné, et tout le monde d'écouter le grand chirurgien
de La Charité. C'est à la chirurgie spécialement que M. Velpeau
doit sa renommée ; c'est aussi à la chirurgie qu'il donne le
plus ses soins et ses travaux ; ne nous étonnons pas alors que
ses idées l'emportent plus particulièrement vers le matérialisme en médecine. En effet, le célèbre clinicien de La Charité
se place tout d'abord dans le camp des localisateurs, où son
autorité et sa haute position sont du plus grand poids. Ceci
ne nous surprend pas ; mais ce que nous n'avons pu comprendre, c'est que M. Velpeau ait tenté un moment de donner l'ascendant de sa parole à une théorie morte, aussi absurde
qu'impossible, l'absorption purulente. Le célèbre orateur n'a
rien dit de nouveau et n'a rien apporté de neuf dans cette discussion ; aussi nous bornons-nous à cette constatation, pour
ne pas abuser de moments si précieux et pour ne pas retomber
dans des redites. Comme ses collègues, M. Velpeau ne place
pas son espérance dans les remèdes connus. Cependant il
vante assez les frictions mercurielles, le calomel à l'intérieur,
les grands vésicatoires, vésicatoires monstres, tout en reconnaissant leur impuissance, puisqu'il avoue que devant ce
qu'il appelle l'infection purulente, il n'y a rien à espérer.
« Il nous faudrait, dit-il, un moyen de neutraliser les matières
» toxiques, virus ou autre chose ; or, nous n'avons rien qui ait
» ce pouvoir. » Ces paroles prouvent non seulement l'impuissance des moyens qu'il semble préconiser dans un autre endroit, mais encore le peu de certitude qui existe à ce sujet
dans les idées de ce grand maître. Car enfin, ou c'est un virus,
ou ce n'en est pas ; si c'est un virus, ce n'est pas autre chose,
et réciproquement. Comment vouloir alors que M. Velpeau
puisse faire passer dans l'esprit de ses auditeurs les certitudes
et les clartés qu'il ne possède pas lui-même ? On ne peut donner que ce qu'on a !

Voilà comment s'est traitée cette importante question dans
le sein de la docte assemblée. Les plus grands noms y ont pris
part, et la lumière ne s'est pas faite, ainsi que l'a fort bien

constaté M. Guérard, dans le résumé remarquable qui a clos la discussion. Voyant cela, M. Guérard a cherché, en dehors de l'Académie, les diverses opinions qui ont été soutenues en cette circonstance, et le résultat de ses recherches n'est pas plus attrayant que les conclusions de nos savants qui siégent à l'assemblée. Concluons alors qu'*urbi et orbi* les idées sont bien pauvres sur la question qui nous occupe. Mais suivons un peu le rapporteur, afin que l'on ne puisse pas nous accuser de partialité. C'est un des vôtres qui va prononcer le jugement, après avoir écouté les plus célèbres orateurs.

M. Guérard commence d'abord, avec raison, par éliminer tous les éléments hétérogènes qui ne font pas partie de la question, et qui ont cependant été apportés dans la discussion. Ainsi, il ne comprend pas que l'on puisse assimiler la fièvre de lait à la fièvre puerpérale. Si Doublet l'a pensé, si M. Mattei l'a dit, ce n'est pas une raison pour les croire. « Quant à moi, dit l'orateur, je pense qu'il suffit d'énoncer cette doctrine pour en faire justice. En effet, admettre qu'à l'état normal l'accouchement soit suivi d'une irritation de l'utérus suffisante pour produire une réaction fébrile telle que la mort doive s'ensuivre (puisqu'on n'a pas de moyens sûrs à lui opposer), c'est renoncer à l'expérience et c'est méconnaître la sagesse de la nature, qui n'a pas pu faire d'un état manifestement pathologique la conséquence forcée d'une fonction normale. » — Nous avons remarqué encore avec plaisir que le rapporteur a exclu impitoyablement les diverses opinions qui tendent à assimiler l'utérus, après l'expulsion du fœtus, à une plaie récente. « Comment admettre, dit-il, qu'un acte physiologique qui a pour but d'assurer la perpétuité de l'espèce, entraîne nécessairement, fatalement un phénomène essentiellement pathologique ? Le délivre n'est pas expulsé par suite d'une rupture ; il y a simplement décollement. Le placenta se sépare ainsi des vaisseaux maternels, qui bientôt s'affaissent quand l'utérus se rétracte, pour s'oblitérer ensuite par le dépôt de limphe plastique. Quand un fruit se détache de l'arbre qui le porte, après sa maturité, laisse-t-il une plaie à la place qu'il occupait? Tout s'oppose donc à ce que ces diverses opinions puissent prendre place dans une discussion où l'expérience et le bon sens doivent surtout présider. »

Là seulement ne s'est pas bornée l'expulsion qu'il a prononcée, et fort sagement M. Guérard a éloigné du sujet les accidents qui souvent suivent de près l'accouchement, et qui guérissent toujours : les embarras gastriques, les phénomènes bilieux, les métrites simples, les ovarites, etc., etc., imitant ainsi M. Depaul, qui n'a pas voulu consentir à confondre ces divers états pathologiques avec la fièvre puerpérale, bien qu'ils apparaissent, comme elle, au deuxième ou troisième jour des couches. Quand ces états font partie de la fièvre puerpérale, la maladie leur implique un cachet particulier qui les fait de suite reconnaître, et personne ne s'y trompe au lit du malade. Après tout, est-ce que les phlegmasies pures et simples n'ont pas un siége fixe sur un organe? Or la fièvre puerpérale seule envahit tantôt une séreuse, tantôt le tissu cellulaire, tantôt une conjonctive : aucun organe, aucun tissu ne trouve grâce devant ce terrible ennemi.

« Il existe donc une fièvre puerpérale essentielle, dit M. Guérard ; son début est brusque, et elle peut s'observer tout aussi bien avant l'accouchement, ou pendant le travail, que de suite après les couches ; ce qui n'empêche pas de reconnaître que cette maladie suit plus fréquemment qu'elle ne précède le travail de l'accouchement. Elle trouble presque instantanément toutes les fonctions ; le pouls est porté d'emblée à 120 ou 140 pulsations par minute ; la respiration est subitement embarrassée au plus haut degré ; les idées se troublent, elles se perdent dans un subdélirum qui cache aux malades, et trop souvent aux assistants, la gravité du mal ; il n'y a pas de réaction franche, et les antiphlogistiques, loin d'être utiles, précipitent, au contraire, la terminaison funeste. Et ces diarrhées si débilitantes, et ces abcès métastatiques si divers, et ces cavités séreuses pleines de pus ne sont-ils pas suffisants pour caractériser cette terrible maladie, et, par-dessus tout, cette tendance particulière des tissus à la suppuration? Aussi, si quelquefois l'autopsie ne révèle pas ces suppurations caractéristiques, c'est que la mort a été trop prompte. Si le temps eût été suffisant, cette tendance au pus, le *sine quâ non* de la maladie, aurait prouvé sa présence par ces divers abcès métastatiques que les cas ordinaires nous présentent. Enfin cette maladie est contagieuse, dit-il, et épidémique. On la voit promener ses ravages sur un pays entier, sur une ville, sur un bourg, sur un hôpital, et quelquefois même sur une seule salle d'hôpital.

Si la fièvre puerpérale peut affecter les femmes avant l'accouchement, M. Guérin a eu bien tort de la faire dépendre de l'ascension du pus par les trompes utérines.

Si la fièvre puerpérale peut tuer sans laisser de lésions, et et si ces lésions ne sont pas toujours le premier symptôme de la maladie, M. Beau a tort de soutenir que c'est toujours une péritonite et toujours une inflammation dont l'étendue mesure la gravité; il a tort aussi de prétendre que cette péritonite ou inflammation est la conséquence d'une altération du sang. L'altération du sang n'est pas plus primitive que l'inflammation, et, comme celle-ci, se trouve être un symptôme d'une seule et même maladie.

Je ne reviendrai pas davantage sur la critique, que j'ai déjà prolongée assez avant, des divers discours prononcés à l'Académie; je vous demande la permission de jeter, en quelques mots, les yeux sur les diverses opinions émises en dehors de la docte assemblée.

M. Jacquemier est l'auteur d'un Manuel classique des accouchements; il appartient à la jeune école, comme on dirait la jeune France. Il ne peut donc s'amuser à croire à l'essentialité de la fièvre puerpérale; et pour s'approuver davantage dans la voie qu'il a choisie, il établit que les métro-péritonites accidentelles diffèrent beaucoup, par la marche et la gravité, d'une même inflammation sporadique spontanée. « La diffé-

» rence est autrement marquée, même dans les inflammations
» épidémiques, où l'élément général est des plus manifeste et
» prédomine souvent; c'est une chose reconnue de tout le
» monde, dit-il, et que l'étiologie s'efforce de mettre en relief.
» Chez les femmes en couche, à l'élément épidémique, lors-
» qu'il existe, vient s'ajouter l'influence de l'état puerpéral,
» qui est constitué par des modifiations de l'organisme qui in-
» téressent les liquides aussi bien que les solides, et par la
» solution de continuité utéro-placentaire, qui met jusqu'à un
» certain point les femmes accouchées dans les mêmes con-
» ditions que les blessés ou les opérés; état dans lequel les
» maladies d'une gravité moyenne dans les conditions ordi-
» naires, comme la rougeole, la scarlatine, etc., deviennent
» le plus souvent mortelles. Il n'y a donc rien de surprenant
» que les phlegmasies puerpérales offrent une plus grande
» gravité et quelques traits d'une maladie générale qui se re-
» trouvent assez souvent jusque dans les inflammations consé-
» cutives aux lésions traumatiques déterminées par l'accou-
» chement ou les opérations qu'il a exigées. C'est se placer
» complètement en dehors de la vérité que de considérer cette
» disposition, alliée ou non à l'élement épidémique, comme la
» maladie elle-même, et de la regarder comme une fièvre
» essentielle, pouvant parcourir ses différentes phases sans
» laisser dans les organes d'altérations appréciables.» (*Manuel
des accouchements*, T. 2, pag. 625.) Voilà encore l'accouchement assimilé à une grande opération; nous avons établi déjà
ce qu'il y a de ridicule et d'absurde dans une pareille assimilation. Ensuite, supposons un moment que toutes les raisons
ci-dessus soient justes et irréprochables, à quoi tout cela
pourrait-il aboutir? A prouver que les péritonites, les métrites,
etc. perpuérales sont plus graves que les péritonites, les métrites simples; ce que nous reconnaissons aussi nous, tout en
ne confondant jamais ces phlegmasies avec la fièvre qui nous
occupe. M. Depaul et le résumé de M. Guérard ont prouvé su-
rabondamment que cette manière de voir est la seule qui ait

pour elle le sens commun. Mais, supposons un moment que les conséquences tirées par M. Jacquemier soient vraies, et que les péritonites puerpérales soient réellement ce que nous appelons, avec les anciens, fièvre puerpérale, où classerez-vous ces cas de mort dans lesquels l'autopsie n'a rien démontré, rien trouvé? En ferez-vous encore des phlegmasies? Vous aurez beau nous dire que « lorsque l'inflammation est bornée » seulement à l'utérus ou à ses annexes, et en particulier aux » veines et aux lymphatiques, les phénomènes locaux peuvent » être à peine appréciables, tandis que les phénomènes géné-» raux sont très marqués et dénotent une maladie grave, » cela ne pourra jamais qu'ébranler ceux qui n'ont jamais pris le scapel à la main pour rechercher et trouver les caractères de l'inflammation, fût-elle très limitée. Donc cette rectification ne prouve qu'une chose qui me paraît bien extraordinaire et bien inconséquente, c'est que, dans ces phlegmasies, ce n'est pas l'inflammation qui donne la raison d'être des phénomènes généraux, puisque ces phénomènes généraux sont fréquemment en désaccord avec les lésions appréciables. Donc, par ce motif même, nous sommes en droit de répondre qu'au-dessus de l'affection locale il y a une raison toute autre, et cette raison que sera-t-elle, sinon la maladie? Car il n'y a pas d'effet sans cause; si la lésion n'est pas cause dans ce cas ce sera autre chose ; on ne sortira pas de cette nécessité. M. Jacquemier a bien voulu répondre à ce raisonnement, mais l'a-t-il fait, quand il a admis que l'on trouvait toujours « dans » la cavité du péritoine un épanchement d'un liquide trou-» ble, grisâtre ou rougeâtre, tenant en suspension des flocons » albumineux libres, s'élevant à peine, quelquefois, à 3 ou 500 » grammes; çà et là des rougeurs, un aspect dépoli de la sé-» reuse qui, malgré une transparence souvent parfaite, est » recouverte sur place et dans les points les plus opposés, » d'une exsudation plastique que l'œil ne découvre pas d'a-» bord, mais que la pince, l'ongle ou le frottement enlève » facilement? » En effet, n'est-il pas des cas où tous ces caractères anatomiques font défaut, et ces cas qu'en ferez-vous? Donc si votre opinion peut quelquefois présenter des semblants de réalité, ce ne sera pas dans les cas cités par MM. Depaul, Valleix, Paul Dubois, etc., où ces Messieurs vous déclarent franchement et de manière à ne laisser aucune porte de derrière pour s'échapper, qu'ils ont rencontré, dans leur pratique, des fièvres puerpérales ayant occasionné la mort sans laisser trace de lésion. Donc vous n'êtes pas dans le vrai, donc la fièvre puerpérale est bien une fièvre essentielle.

M. Legroux est encore de ceux qui tendent à révolutionner la science; il ne peut se résoudre à croire ce que ses ancêtres ont cru. Est-ce que nous ne sommes pas dans un siècle de progrès? et, pour progresser, ne faut-il pas oublier ce que les siècles passés nous enseignaient? Ils pouvaient être bons alors, ils ont même rendu quelques services, mais aujourd'hui leur temps est passé, ils radotent et ne peuvent servir, avec leurs idées, qu'à nous faire voir la distance qui existe entre nous et eux (1). On croyait autrefois, aujourd'hui on ne croit plus; on n'est pas sceptique, on se trouve non croyant. Sceptique entraîne, en effet, une idée de raisonnement; de nos jours, il n'est plus question de rendre à la raison ses droits méconnus. L'indifférence nous a conduits à un tel tempérament, que la plus grande science consiste dans la plus grande indifférence.

Sans doute, ce jugement au sujet de l'époque ne s'applique pas à M. Legroux; son opinion a pu me le suggérer, mais je ne me permettrai jamais de personnifier sur un individu ce

---

(1) La science, pour nos savants modernes, n'est plus un édifice qui se construit peu à peu à travers les siècles; c'est une petite cabane que chacun élève à sa manière, mais que le vent ne tarde pas à emporter. Les matériaux déjà placés par nos pères ne sont plus bons à rien; s'il reste quelques fragments qui aient résisté au marteau des démolisseurs modernes, on peut bien, disent-ils, les conserver comme curiosité d'un autre âge.

qui revient à tout un siècle. Après cette déclaration, voyons
ce que cet honorable praticien nous présente : il prétend que
les fièvres puerpérales les plus graves ne diffèrent que par
leur étendue, et nullement par leur nature, des inflammations
locales les plus bénignes. Alors la fièvre de lait pourrait être,
tout aussi bien que la fièvre la plus terrible, une fièvre puerpérale. D'abord M. Guérard, après bien d'autres, a prouvé le
non sens de cette hérésie médicale ; ensuite, est-ce que la lésion est toujours en rapport avec la gravité des symptômes ?
C'est le contraire que la pratique nous montre le plus habituel-
lement. En outre, il ne se trouverait plus de raison sérieuse
pour ne pas regarder la fièvre puerpérale comme une phlegmasie ; loin de là, tout porterait à croire que cette fièvre
serait plutôt une péritonite ou une métro-péritonite. C'est
qu'en effet, dit-il, ces deux ordres d'accidents se rencontrent
souvent l'un à côté de l'autre et peuvent se succéder chez la
même malade. Je l'avoue franchement, mon intelligence ne va
pas jusqu'à donner à ces deux arguments la valeur que semble
leur accorder leur auteur. En effet, la coïncidence de deux
maladies ne prouve pas d'abord que ces deux maladies soient
de même nature. Puis, quand la fièvre puerpérale succède à
une inflammation franche, c'est une maladie nouvelle qui
vient se greffer, si je puis m'exprimer ainsi, sur une première
maladie, et non une modification de celle-ci. Et la preuve,
c'est que, du moment où la fièvre puerpérale arrive, la physionomie entière de la maladie existante est transformée, et
l'inflammation prend un rang bien secondaire ; les antiphlogistiques eux-mêmes, d'utiles dans le premier cas, deviennent
de plus en plus nuisibles dès que la transformation est opérée.
L'influence du traitement n'est-elle pas un motif de plus pour
éloigner de l'idée d'inflammation pure et simple ? Car enfin,
dans la fièvre puerpérale, M. Guérard, dans son rapport,
vous le dit, il faut conserver le plus possible les forces de réaction avec lesquelles on résiste aux causes de destruction qui se
présentent partout ; loin, en cela, de ressembler aux vérita-

bles phlegmasies qui, elles, n'offrent aucune cause de destruction en dehors d'elles-mêmes. M. Legroux a donc tort de ne pas admettre la fièvre puerpérale essentielle.

M. Béhier revient à une doctrine qui, sans compter un grand nombre d'années, est complètement oubliée dans le fond, puisqu'elle est impossible ; mais, comme elle flatte encore certaines sommités, il est bon que quelques amis déterrent ce cadavre, et nous voyons que l'on n'y manque pas. Quelque temps encore, et la phlébite sera à jamais dans le tombeau. Nous ne prétendons pas cependant qu'il n'y ait pas de veines enflammées dans la fièvre puerpérale ; nous soutenons seulement, avec le scapel à la main, que le premier phénomène d'une phlébite est la formation d'un caillot adhérent, qui obstrue complètement la lumière du vaisseau sanguin, véritable bouchon, que M. Cruveilher ne saurait nier. Si donc le caillot obstrue complètement la veine, comment comprendre que le pus puisse passer du côté opposé ? Nous reviendrons sur ce sujet quand il en sera temps. Contentons-nous, pour le moment, de faire comprendre l'impossibilité de ce passage ; plus tard, nous le ferons toucher du doigt. Non seulement la phlébite ne peut servir à expliquer le transport du pus d'un point à un autre, mais encore elle ne peut expliquer la maladie elle-même, puisqu'elle n'est pas indispensable, et qu'il existe des cas où les veines n'ont offert aucune trace d'altération. Donc la phlébite n'est pas la fièvre puerpérale.

M. Velpeau lui-même nous pardonne certainement, du haut de sa grande autorité, de ne pas être de son avis par rapport à ce transport du pus ; l'infection purulente ou putride est un cadavre dont l'odeur suffoque dès qu'on veut remuer la terre qui le recouvre.

M. Mattei partage les idées déjà réfutées, que la fièvre puerpérale est une fièvre de lait maligne, et que la fièvre de lait est une fièvre puerpérale bénigne ; par conséquent, que la différence de nom ne désigne rien autre chose qu'une différence d'intensité. Nous n'y reviendrons pas.

M. Raciborski est du même avis que M. Mattei ; seulement, pour lui, ce n'est plus une fièvre de lait, c'est une fièvre traumatique, comme si cette opinion était soutenable. Nous avons vu que le sens commun lui-même se refusait à admettre pareille énormité, qui n'aurait sa pareille ni en botanique, ni en zoologie.

M. Fage, de Christiania, au contraire, ne voit dans la fièvre puerpérale qu'un empoisonnement par un miasme particulier engendré par l'encombrement des femmes nouvellement accouchées, lequel miasme est transmissible, dans certaines circonstances, par contagion. Qui pourrait croire que, parmi les médecins se disant exacts, il s'en trouve autant pour admettre l'existence de poisons qu'ils ne connaissent pas, qu'ils n'ont jamais vus et qu'ils ne verront jamais? Vous avez donc, Messieurs de cette école, deux poids et deux mesures? ce n'est pas honnête. Ou vous devez croire ce qui se constate par des faits, par des phénomènes, ou vous ne devez pas y croire ; si vous consentez à l'admettre, vous vous trouvez obligés de regarder et de reconnaître comme véritable l'action des doses infinitésimales de nos médicaments. Mais à quoi bon revenir si souvent sur un pareil sujet : croire l'absurde n'est-ce pas le propre des incrédules?

Que dirai-je maintenant de la transmissibilité de la fièvre puerpérale? Les avis ont été partagés ; cependant la majorité en cette circonstance a sanctionné la réalité du fait de la contagion. Seulement, les uns ont poussé à l'extrême, tandis que les autres ont été trop timides ; ceux-ci ont nié la transmission par le contact, ceux-là l'ont reconnue même après les soins les plus minutieux, et à des années de distance. Le vrai ne se trouve jamais dans les extrêmes, et si la fièvre puerpérale peut se transmettre d'une femme atteinte de cette maladie à une nouvelle accouchée par les mains de l'accoucheur, qui n'aura pas eu tous les soins de propreté, il n'en est pas moins certain que le temps et les lavages sont des barrières insurmontables pour arrêter la contagion et empêcher d'y croire. Si, malgré cela, la femme est prise de cette terrible maladie, ce n'est pas à l'accoucheur qu'il faut s'en prendre, c'est à la fatalité ; la malheureuse victime aurait été saisie même sans la présence de cet accoucheur.

Résumons maintenant cette mémorable discussion, et reconnaissons que la docte assemblée n'a pas fait avancer d'un seul pas la science en cette occasion. Loin de là ; le public a été témoin d'une guerre intestine qui règne là-bas, et qui ne nous promet rien de bon et rien de rassurant. En doctrine, chacun tire pour sa marotte ; en physiologie, beaucoup se contentent de peu ; en thérapeutique, tout le monde est d'accord pour reconnaître l'impuissance de l'art. Pourquoi donc, Messieurs, devant cette impuissance que vous vous plaisez à constater en même temps que nous, pourquoi persistez-vous ? Vous ne pouvez rien faire, dites-vous, de ce côté ; pourquoi refusez-vous d'aller chercher ailleurs ?

En attendant votre réponse à cette question si simple, permettez-moi, Messieurs, de passer à la seconde partie de la question. Pourquoi ne s'est-on pas entendu et ne peut-on pas s'entendre dans une assemblée qui renferme cependant les hommes les plus célèbres et les plus savants ?

Dans toute discussion, il faut nécessairement parler chacun le même langage, afin de pouvoir s'entendre, se répondre et se comprendre. — Dans toute science, il faut une base, un solide, un point fixe, qui, s'il n'est ni visible ni démontrable, passe à l'état d'axiôme, de vérité première, de nécessité. Partout où je porte mes yeux je constate l'existence de ces points de ralliement que la raison est forcée d'admettre, quand même elle ne les comprend pas ; les mathématiques elles-mêmes, qui peuvent, à juste titre, être regardées comme la science exacte par excellence, s'appuient sur un très grand nombre d'axiômes.

Ce n'est pas à dire, cependant, qu'il faille accepter comme axiôme toutes les absurdités que les imaginations en délire

pourront inventer. Les axiômes peuvent ne pas être démon-
trables, mais ils sont toujours des faits qu'il n'est pas possible
de nier : deux et deux font quatre.—La ligne droite est le plus
court chemin d'un point à un autre, etc.; on le voit, on le
sent, mais on ne l'explique pas ; ce que l'on conçoit même le
mieux, c'est qu'il serait absurde de dire le contraire et de
s'inscrire en faux contre de pareilles évidences. Eh bien ! en
médecine, on se garde bien d'envoyer à Charenton ceux qui
nient les maladies ; on les accueille au contraire avec le plus
grand soin, on les admire, on les approuve, j'allais même dire
qu'il en est quelques-uns qui voudraient les imiter et leur
ressembler. La négation serait-elle donc pour quelques esprits
de nos jours le terrain sur lequel doive se trouver le solide?
La négation serait-elle le moyen de construire un édifice durable et prospère? La négation serait-elle la base de toute
science? Pour le croire, cependant, il faudrait croire à notre
époque, et puisqu'il faut, de tous côtés, avoir foi en quelqu'un
ou en quelque chose, permettez-moi d'avoir foi de préférence
à ce que le temps n'a jamais pu renverser, à ce que les plus
célèbres de nos aïeux n'ont pas dédaigné de croire, à ce que
les siècles ont respecté, à ce que nos pères nous ont transmis comme un héritage leur venant de leurs pères. Je crois
donc à la tradition, et j'y crois fermement !

De tout temps on a cru aux maladies; depuis Hippocrate
jusqu'à nos jours, on a distingué, défini et étudié les entités
morbides; de tout temps on a donné des noms à ces états particuliers. Or, le nom d'une chose n'est-ce pas la définition en
raccourci de cette chose? et la bibiographie fait foi de la vali-
dité de tout ce que j'avance. Donc les maladies existent réellement comme individualité chacune, puisqu'on a sans cesse pu
les nommer et les différencier.

Eh bien ! c'est pour ne pas avoir simplifié ainsi la position
dès le début, que ces Messieurs sont arrivés à ne pas se comprendre; les uns ont nié franchement l'existence des entités
morbides; les autres les ont confondues avec tout ce qui n'était

pas elles; ceux-là en font une fonction, ceux-ci un symptôme, d'autres une lésion. Si, dans l'esprit de chacun, le mot maladie eût signifié la même chose, certainement, devant un langage aussi simple, il n'est personne qui ne se fût compris et entendu. Point du tout: le même mot dans la bouche de celui-ci désigne une chose, et une autre chose dans la bouche de celui-là. Sur quoi donc pouvez-vous discuter ensemble? Ne faut-il pas des points fixes pour que l'imagination de chacun ne l'emporte jamais hors des limites de la saine raison? En un mot, quel sera le frein qui vous dirigera? Vous ne parlez pas le même langage; comment voulez-vous donc vous entendre? Voilà, Messieurs, où se trouve le vrai nœud de la question; voilà aussi où l'on aurait dû s'arrêter un instant. Peu m'importe le plus ou le moins grand nombre de malades que vous ayez vus, si vous ne cherchez pas à m'apprendre la science elle-même. Voir et savoir n'est pas la même chose! Le grand Dupuytren, qui, lui, était un homme de génie, dont le pays n'oubliera jamais l'éclat qu'il fait réjaillir sur le Limousin, Dupuytren, en montrant les piliers de la salle, disait un jour à la bonne sœur chargée de suivre sa visite : Ma sœur, voilà plus de cent ans que ces murs voient faire de la médecine, et ils n'en sont pas plus avancés! — Cette bonne sœur avait pensé que son âge et le nombre d'années qu'elle avait passées dans le service pouvaient lui permettre de prendre la parole au sujet d'un malade et du traitement qu'il fallait lui appliquer. Et le grand chirurgien voulut lui faire sentir que, pour bien voir, il fallait savoir; avant la clinique il faut la doctrine. Le sens commun avait parlé!

Ce n'est donc pas avec des faits que les discussions doivent commencer. Quand vous vous serez mis d'accord sur les mots, peut-être alors vous arriverez à vous comprendre et à vous rendre utiles. Telle est la source des diverses impuissances que vous vous êtes créées. En effet, si, pour M. Beau, la maladie est une lésion, il sera facile de savoir que la fièvre puerpérale sera une péritonite; si, pour M. Hervey de Chégoin, la maladie est toujours le résultat de l'absorption d'un principe délétère particulier, nous reverrons certainement reparaître les intoxications, les infections, etc. Si, pour M. Trousseau, la maladie survient toujours par la présence d'une matière morbifique spécifique, nous serons certain de voir la fièvre puerpérale ne pas faire exception, et le *spécifisme* sera en honneur, etc., etc.

Mais, comme la science se compose de plusieurs parties, qui s'unissent ensemble d'une manière si intime que l'erreur dans l'une entraîne nécessairement l'erreur dans les autres, il s'en-suit rigoureusement que, du défaut de s'entendre en pathologie, il résulte un défaut proportionnel de s'entendre en thérapeutique. Voilà pourquoi tous ensemble n'ont pu, à l'Académie, formuler un traitement quelconque à la fièvre puerpérale.

Croyez-vous, Messieurs, que je sois le seul à m'apercevoir du défaut de l'École de Paris? Croyez-vous que je sois le seul à soutenir que la philosophie médicale est le premier pas que l'homme de l'art doive faire? Un des vôtres, un élève fort distingué de cette Faculté célèbre, le disait tout dernièrement. Dans un article de *la Gazette des Hôpitaux*, journal dont le dévoûment à l'École est connu, j'ai lu avec plaisir les quelques réflexions de M. Amédé Joux, à propos de la philosophie médicale, et je ne puis résister au désir de vous en montrer quelques morceaux.

Les professeurs de Paris ayant été consultés pour savoir si on devait, à l'École de médecine, avoir une chaire de Médecine, ils ont tous répondu que l'enseignement de la philosophie médicale était complètement inutile. On devait s'attendre à une pareille réponse, puisque ces Messieurs ne se sont jamais avisés de pénétrer jusque-là, au moins publiquement. M. le Dʳ A. Joux a senti son bon sens se révolter devant pareille décision, et il a voulu protester pour l'honneur de la science.

« Une chaire de philosophie médicale, qu'est cela? dit-il;

» une institution critique, une semonce continuelle, un levier
» qui agite, mine et détruit l'édifice, s'il n'est à toute épreuve.
» — Or la Faculté est conséquente en la refusant, par la rai-
» son que les fondements de son École ne sont pas solides
» et que le moindre effort la conduirait à sa destruction et
» ruine. — L'École de Paris est la négation du passé ; l'exa-
» men physique, chimique, mathématique et anatomo-patho-
» logique de toute médecine, la révision à fond des erreurs,
» des vaines théories, le renversement de ce qui n'est pas ex-
» plicable, ni expliqué, *c'est l'École positive en médecine.* —
» Ne regardez pas en arrière, vous disent ces hommes, il n'y
» a que ténèbres : voici la borne, il faut partir d'ici, la science
» et l'art datent de nous, et notre génie est si fécond, nos
» principes si sûrs, que d'un seul coup nous allons porter les
» connaissances médicales à leur sommet. Rien en-deçà, rien
» au-delà. La nature nous attendait exprès pour nous livrer
» tous ses secrets ; nous voici ; ouvrez les oreilles, nous allons
» vous dire la vérité.

Intentique ora tenebant.

» Il n'y a, vous dit-on à Paris, que des organes sains et des
» organes malades, des fonctions saines et des fonctions ma-
» lades. — De la vie, pas de nouvelles. — Un homme vivant
» est une horloge qui va, un homme mort est une pendule qui
» a cessé de marcher ; ils n'y voient pas d'autre différence. —
» De là cette pathologie à frapper, écouter, examiner, toucher,
» regarder et désigner. — Et cette thérapeutique, ôtant et
» mettant, c'est le culte des symptômes, l'abandon des causes,
» la négation de la vie et de toutes les puissances médica-
» menteuses. — Puis encore les dénégations les plus singu-
» lières, équivalant à peu près à celles de Broussais, alors
» qu'un beau jour il s'était passé la fantaisie de supprimer
» toutes les entités morbides, qui gênaient son système. —
» C'est là le langage de l'École de Paris ; on aurait beau dire
» et vouloir renier, il n'y a pas autre chose… Examinons ce

» qu'en pense la nature. — Anatomistes, coupez, tranchez,
» examinez à l'œil nu ou au microscope ces deux graines, l'une
» vient du pin, l'autre du ricin, je suppose. — A quoi verrez-
» vous que la première, plus petite, donnera naissance à un
» arbre gigantesque et séculaire? Pourquoi la seconde, plus
» grosse et très charnue ne produira-t-elle qu'une plante an-
» nuelle et de petite taille? — Voulez-vous me dire en vertu
» de quelles lois anatomiques le cheval si fort, si alerte,
» n'existera que pendant vingt ans, et pourquoi cet enfant si
» chétif en vivra peut-être cent? — Si, de ces exemples d'his-
» toire naturelle, nous passons à la pathologie, nous verrons
» que l'École de Paris reconnaît, en effet, la péripneumo-
» nie avec trois signes distincts d'inflammation, et pour elle
» tout est dit. — Mais la vérité étant qu'il existe plusieurs es-
» pèces de péripneumonies, ces trois degrés ne représentent
» nullement la maladie, mais des symptômes seulement.....
» L'École de Paris sent donc qu'il lui est impossible de philo-
» sopher; elle sait bien que, dès la première attaque dirigée
» par le sain raisonnement et l'observation elle tombera pour
» ne se relever jamais. — Cette École ne croit que ce qu'elle
» voit, disent ses partisans; et justement il faut avouer qu'il
» est bon nombre de cas où elle ne voit rien du tout. Quel em-
» barras! — Voici un cadavre dont les organes sont trouvés
» sains, et il est cependant mort de maladie... C'est un accès
» de fièvre intermittente. Qui l'a causé? c'est un miasme. — Qui
» l'a guéri? C'est le quinquina. — Voulez-vous, s'il vous plaît,
» me dire quel rapport il y a entre un accès intermittent et
» l'anatomie pathologique?... Toutes ces vérités sont autant
» de causes d'extinction... Il faut le dire, l'École de Paris
» partant du matérialisme le plus brutal, vient aboutir à l'er-
» reur... Selon moi, le médecin ne peut puiser les principes
» qui le mèneront à bonne fin que dans une belle et bonne
» philosophie. » — Aurais-je pu être aussi sévère sans exciter
les esprits?

Ainsi, la doctrine est au moins aussi nécessaire que la pratique, et même la pratique ne peut jamais être régulière si la doctrine ne la précède pas. Est-ce ainsi que l'on a agi et marché dans la docte assemblée? Revenons donc à ces principes immuables et hors desquels il n'est point de salut. Ce sera la troisième partie de notre travail.

Qu'est-ce donc qu'une maladie? C'est un état de l'homme au même titre que la santé, c'est un mode, une manière d'être, complètement opposés au mode normal de l'individu, à sa manière d'être normale; c'est donc un état contre nature, puisque la santé est l'état naturel.

Je dis que la maladie est un état de l'homme, car personne n'osera soutenir que l'homme en santé ne soit pas l'âme et le corps de cet homme se portant bien, de même que l'homme en maladie c'est l'âme et le corps malades en même temps. Nous ne sommes donc ni matérialiste, orgacien, en outre, avec l'École de Paris, ni idéaliste avec Stahl; nous ne sommes pas même vitaliste avec Montpellier. Nous tenons à ne pas séparer ce que le Créateur a uni, et nous croyons avoir raison. L'homme étant un corps et une âme unis ensemble pour former l'unité humaine, la personne, l'individu, nous avons pensé qu'il n'était pas en notre pouvoir de modifier cet état de choses, et nous avons pris l'individu tel qu'il est en réalité, sans nous creuser l'imagination pour trouver des hypothèses que le bon sens et le sens commun récuseront toujours. Non, ce n'est pas le corps seul qui est lésé, les fonctions le sont aussi. L'âme, aussi elle, est souffrante dans la maladie. En un mot, tout l'individu est malade et le patient le sent bien. Demandez à cet homme, qu'une péripneumonie retient au lit, ce qui souffre en lui, il vous répondra comme cet autre, qui est atteint d'une fièvre typhoïde, qu'il souffre de partout. Je veux bien qu'il y ait des points plus douloureux les uns que les autres, mais ce qui est certain, c'est que tout l'être est endolori, tout l'être se trouve sous la pression de la maladie. Et puis, qu'est-ce que la souffrance, sinon le résultat d'une action anormale sur la vie, ou plutôt le trouble d'une fonction quelconque? Or, qu'est-ce que la vie, sinon le corps animé? Qu'est-ce qu'une fonction, sinon l'action d'un organe agissant? Et sera-ce le corps qui fera la vie? sera-ce un organe seul qui fera la fonction? Ne faut-il pas que le souffle de vie anime le corps et l'organe? Ne faut-il pas que l'âme, en un mot, n'ait pas abandonné le corps? Par conséquent, si la vie est le résultat de l'union de l'âme avec le corps, il n'est pas possible de supposer que le corps puisse être modifié sans que la vie le soit. Or, la vie n'est pas localisée, elle est partout en même temps; donc la vie entière de l'individu sera modifiée; donc l'individu entier est malade, donc toutes les maladies sont générales.

Et, en changeant de terrain, ne pouvons-nous pas affirmer que la maladie est une expiation, ainsi que les grands hommes de toutes les époques l'ont reconnu? Si elle est une expiation infligée à l'homme, c'est l'homme tout entier qui doit être frappé; or l'homme tout entier, c'est l'âme unie au corps; donc l'âme et le corps doivent être malades, donc les maladies attaquent l'âme aussi bien que le corps. Et c'est justice, puisque toute expiation est la conséquence d'une faute à effacer; or qui a pu être en faute? Le corps tout seul ne peut agir; l'âme toute seule n'est pas de ce monde : donc c'est l'âme et le corps qui ont péché, donc c'est l'âme et le corps qui doivent expier. Donc la maladie, cette expiation, frappe sur les deux. Voilà pourquoi elle est un état de l'homme.

Et cet état est contre nature. Il n'est pas besoin de le prouver, puisque tout le monde sait que la santé est l'état naturel; partant, la maladie, qui est le contraire de la santé, est un état contre naturel, un état contre nature.

La maladie n'est alors ni un symptôme, ni une lésion, ni un être naturel. Elle n'est pas un symptôme, car le symptôme n'est qu'une partie d'elle-même, *actio lesa*; c'est une fonction lésée, nous disent les anciens, c'est la partie de la maladie qui vient frapper nos sens et nous avertir de sa présence, tout en nous donnant le moyen de la reconnaître, de la distinguer, de la différencier et de la nommer. La maladie, non plus, n'est pas une lésion, car la lésion est une altération de la matière, et l'altération de la matière n'est en ce cas qu'une des apparences de la maladie, c'est le symptôme substantiel, matériel. Donc la lésion, comme le symptôme, ne sont purement et simplement qu'une manifestation de l'état contre-nature, mais ne sont pas cet état. La logique ainsi que la raison le proclament assez haut : la maladie, c'est un homme malade d'une certaine manière ; la santé, c'est un homme bien portant. Sans l'homme, pas de maladie, pas de santé. Ce qui détruit complètement l'idée de maladie spécifique, résultat d'une matière morbifique particulière, d'un ferment véritable. Car si la maladie était un ferment, si elle était contenue dans un principe quelconque, comme le gland contient le chêne, elle serait indépendante de l'individu, de même que le gland est indépendant du terrain sur lequel il fructifie. Et le simple énoncé de la maladie sans l'homme fait justice de cette absurdité.

Quant à ceux qui prétendent que les maladies sont de petites bêtes qui veulent dévorer les grandes, je me contenterai de répondre comme mon maître : Camphrez-vous !

Je crois avoir maintenant suffisamment établi que toutes les hypothèses qui ont voulu se mettre à la place de la réalité ont toutes, comme ce devait être, été d'une impuissance remarquable et d'une logique peu exigeante. Il n'est donc plus possible de ne pas voir dans la maladie un état anormal de l'homme.

Mais cet état contre nature de notre individu est-il un seul et même état, comme le voulait Hippocrate, sous diverses formes, ou bien y a-t-il plusieurs états contre nature isolés, séparés ; et dans ce cas leur nombre est-il défini ou indéfini ? Vous comprenez déjà, Messieurs, combien ces questions sont importantes et grosses d'avenir. Je serai forcé cependant de les traiter d'une manière très rapide, afin de ne pas abuser de votre complaisance, et pour ne pas trop m'éloigner du sujet principal, la fièvre puerpérale.

Vous le savez, l'unité absolue des maladies est la base du système médical d'Hippocrate ; mais elle est entièrement opposée à l'observation. Car enfin, si la maladie est l'effort de la nature qui repousse ce qui l'attaque, il est évident que cet effort variera de puissance et de moyens, suivant l'ennemi qu'il aura à repousser ; partant, il y aura autant d'espèces de maladies qu'il y aura de malades. De là le nombre indéfini des maladies et l'impossibilité de les unir, de les grouper suivant un ordre quelconque ; de là vient la négation de la maladie. L'École du Père de la médecine n'a pas cependant poussé jusque-là ses conséquences, elle s'est arrêtée en chemin, n'osant pas avancer plus loin ; elle a donc reconnu son impuissance ; mais elle n'a pas voulu regarder en arrière, et ses adeptes n'ont pas consenti à revenir sur leurs pas. Vouloir les imiter, c'est vouloir conserver des prémisses sans adopter leurs conséquences. Est-ce logique ? Est-ce raisonnable ?

Voulez-vous maintenant une preuve que les hippocratistes anciens mêmes reniaient les conclusions de leurs principes, vous n'avez qu'à ouvrir le premier livre qui vous tombera sous la main, et vous trouverez des noms divers donnés à des états divers. Or, le nom est une chose capitale, puisqu'il répond à la connaissance synthétique des maladies qu'il désigne. Donc le système de Cos est entièrement antiexpérimental, et par conséquent complètement faux. Or, ce qui fait la faiblesse de cette grande école ne peut faire la force d'aucun autre système. L'unité absolue des maladies est bien alors une erreur, une fausseté reconnue par ceux mêmes qui l'ont créée.

· Bien plus, Platon, le disciple d'Hippocrate, a placé dans la bouche de son maître la comparaison suivante : « La nature » des maladies a quelque chose de commun avec celle des » animaux. Elles naissent avec une durée limitée, de même » que chaque espèce, chaque animal, sont disposés pour du- » rer un certain temps, passé lequel l'animal ne peut plus vi- » vre; il en est de même pour les maladies. » Aussi ne devons-nous pas nous étonner de trouver dans le Père de la médecine cette définition : « la maladie est un mal qui a sa durée.» Or, pour le vieillard de Cos, toutes les opérations, dans la maladie comme dans la santé, sont dirigées par la nature (l'âme) qui maintient le juste proportion entre les éléments du corps pendant la santé, et qui doit la rétablir quand elle est troublée. Et ces troubles, dit-il, naissent de l'excès ou du défaut dans l'une des humeurs cardinales, laquelle, au lieu de réparer et de nourrir les parties, les irrite, les offense, tendrait à les détruire, et les détruirait même sans l'intervention de la force médicatrice de la nature (l'âme) : *Natura morborum médicatix est.* Voilà, j'espère, une théorie complète ; elle est vraie ou fausse, on peut discuter avec elle. Voyons : La cause prochaine de la maladie est l'altération d'une des quatre humeurs ; l'effet immédiat de cette cause est la lésion ou l'affection de la partie sur laquelle s'est portée l'humeur peccante ; la conséquence de cet effet immédiat sera donc le travail réparateur de la nature. La maladie se compose donc ici de deux choses bien différentes : 1º la lésion ou l'affection des parties du corps ; 2º la réaction de l'âme ou de la nature. Comment donc avec cela l'École de Cos a-t-elle pu croire à l'unité de la maladie? En effet, où se trouve cette unité? Dans la lésion ou dans la réaction ? Mais alors, répond M. Tessier, ce n'est plus, dans le premier cas, que la première période de la maladie: la crudité, et, dans le second cas, que les deux dernières périodes : la coction et la crise. L'unité de la maladie ne saurait donc être dans une ou deux de ces périodes : on ne peut la trouver que dans l'union de la lésion et de la réaction. Mais cette union est toute artificielle, puisqu'elle assemble sous un même nom deux choses absolument différentes, comme le mal d'une partie du corps et l'action réparatrice de l'âme. Il y a bien deux choses, deux objets séparés, et qui ne peuvent s'unir qu'artificiellement dans le travail de notre esprit. Par conséquent nous ne trouvons point, même de ce côté, dans la doctrine d'Hippocrate, l'unité de la maladie considérée en elle-même, mais bien une dualité des plus nettes. Aussi, conclut mon maître, attendu qu'on ne peut envisager la force médicatrice de la nature comme un mal, la maladie se trouve être réduite à n'être que l'affection, la lésion d'une partie du corps. Les hippocratistes modernes ont en vain lutté contre cette conclusion, en faisant de la maladie la lutte engagée entre la force médicatrice et la lésion ; ils ne sont arrivés qu'à une dualité semblable à celle d'Hippocrate, comme les Stahliens, ou à une erreur évidente, comme Sydenham. *Naturæ morborum médicatrices.* C'est la négation de la maladie, purement et simplement. Ils ont même été plus loin, en affirmant que la maladie est une fonction accidentelle. Autant vaudrait dire que le crime est une vertu nouvelle.

Galien, continue M. le Dr Tessier, a cru résoudre le problème en définissant la maladie : la disposition contre nature qui lèse immédiatement les fonctions ; or, cette disposition ne peut être que la lésion des parties ou celle des qualités élémentaires. Dans cette théorie que devient la force médicatrice? Les phénomènes réparateurs constituent alors un ordre de phénomènes à part. Donc encore point d'unité dans la maladie.

Les anciens organiciens, à la tête desquels se trouve Asclépiade, ont constitué une unité en niant la force médicatrice de la nature; la maladie n'a plus été que la lésion d'une partie du corps. Les nouveaux organiciens, avec Boerhave, ont imité leurs aïeux, et substitué l'anatomie pathologique à la nosographie. Et cependant l'unité de la maladie est un fait incontestable. C'est bien l'homme lui-même qui est malade, et le corps et l'âme le sont en même temps ; le corps et l'âme sont le siége de la maladie, et par conséquent ne peuvent être cette maladie. La lésion et le symptôme sont les effets visibles de la maladie, et par conséquent ne sont pas elle. Donc la vérité est en dehors de tout cela; et nous avons dit où elle se trouvait.

Et preuve que la vérité n'est pas là, c'est que Galien, en admettant comme maladie la lésion primitive, nous place dans l'impossibilité de reconnaître les maladies. Ainsi, par exemple, quelle est la lésion primitive dans la scrofule, dans la goutte, dans la fièvre typhoïde? La scrofule se manifeste primitivement aussi bien par une ophthalmie, par une tumeur blanche, par les écrouelles que par toute autre lésion ; toute attaque de goutte ne commence pas par les pieds ; la méningite et la bronchite, etc., peuvent se présenter les premières dans la fièvre typhoïde, etc., etc. Donc la distinction de Galien ne suffit pas à la constitution pathologique de la maladie. Mais l'observation nous montre que certains groupes de phénomènes morbides se reproduisent avec les mêmes rapports d'association et de succession chez des individus différents dans le temps et dans l'espace. Lorsqu'on ne peut rattacher l'ensemble de ces phénomènes à la lésion primitive d'une partie du corps, elle revêt légitimement le nom de maladie. D'où la maladie ne sera jamais la lésion d'une partie du corps, mais bien l'altération produite au-dehors du composé vivant, et son siége sera, sans aucun doute, le composé lui-même. Par conséquent la maladie est bien une disposition contre nature de l'homme, ainsi que la santé en est une disposition naturelle. Et de même que le composé vivant, l'homme, comprend toutes les fonctions et toutes les parties, de même la disposition contre nature de ce composé comprend l'altération des fonctions comme celle des parties. En un mot, la maladie a son unité comme le compose vivant a la sienne. Enfin, cette unité embrasse les lésions comme les effets médicateurs, car c'est l'homme qui, dans l'état de santé, tend à la perfection de son être, qui, dans la maladie, tend à la guérison ou à la mort : *Actiones et passiones sunt compositi*. Tout ce raisonnement, puisé en entier dans les écrits de mon maître, me paraît tellement serré et logique, que j'ai cherché à le donner le plus textuellement possible pour que l'on ne puisse se méprendre sur son origine.

La maladie est donc une unité, mais les maladies sont multiples, il y en a un grand nombre ; on peut les classer, les diviser, en faire des espèces, des genres, des variétés, pour arriver à l'individualité. Si donc il n'y a pas unité absolue dans les maladies, il y a divisibilité; et cette divisibilité n'est pas indéfinie. Les maladies en effet ne peuvent pas varier d'une manière absolue suivant les temps, les climats, les races, les lieux, etc., car le cadre nosologique varierait nécessairement dans la même proportion; des maladies nouvelles remplaceraient constamment des maladies anciennes, et les races, les générations, les divers peuples auraient des immunités pour des classes entières de maladies, ce qui est contraire à l'observation tout autant pour le moins que l'unité de la maladie, contraire aussi à la tradition, qui nous a transmis le nom de la plupart des maladies qui existaient autrefois, qui ravagent encore notre pauvre humanité, et qui n'ont jamais cessé de nous frapper à coups redoublés. Si par hasard une maladie se déclare parmi un peuple pour la première fois, elle est nouvelle certainement pour ce peuple; mais est-elle nouvelle pour certains autres? Ainsi les fièvres éruptives, la syphilis, le choléra sont nouveaux pour nous, mais ne sont-ils pas bien vieux pour l'Afrique, l'Amérique, l'Égypte, l'Inde, etc.? Nous ne voyons en effet que des cessations partielles et temporaires de maladies. Les noms peuvent sans doute changer, mais les choses ne changent pas, et la fièvre putride des vieux temps est bien la fièvre typhoïde d'aujourd'hui. Galien luimême, qui peut être regardé comme le père de l'organisme, a reconnu l'invariabilité des maladies : « Celui qui ne sait pas » par méthode le nombre des maladies, dit-il, bronchera dès » les premiers pas qu'il fera dans la pratique. » Or, comment savoir par méthode le nombre des maladies, si celles-ci ne sont pas immuables? Comment les classer par espèces, si elles n'ont aucune fixité? Donc les maladies sont bien véritablement immuables, fixes, déterminées et définies. Oui, chaque état contre nature a des phénomènes propres, constants, une marche régulière et connue, et chaque espèce morbide est fixe dans le temps et dans l'espace ; c'est sur ces vérités

que repose la seméiotique si nécessaire, et cependant si né-
gligée de nos jours ; c'est sur ces mêmes vérités que reposent
la pathologie elle-même, et par conséquent la science en
entier. Non seulement il faut que les maladies soient immuables, mais encore il faut que les symptômes eux-mêmes, ainsi
que les syndrômes, soient fixes et déterminés. Car s'il n'en
était pas ainsi, si leur évolution et leur association n'étaient
pas constantes, qui pourrait dire si cette lésion ou ce syndrôme
appartient aux prodrômes de telle ou telle maladie, ou bien à
la période d'augment, à la période d'état, ou de déclin ? Si on
ne savait que ce symptôme, cette lésion, cette affection a une
marche particulière, et que à tel degré, à tel moment, en
compagnie de tel ou tel signe, elle indique telle ou telle chose,
telle ou telle terminaison, que serait le diagnostic et le pronostic ? Donc le symptôme a bien une marche propre suivant
la maladie à laquelle il appartient ; d'où nous pouvons assurer
que la maladie, à plus forte raison, a sa marche propre, ses
symptômes propres, avec leur association et leur succession
particulières. Telles sont les raisons qui nous forcent à reconnaître que les maladies sont des entités réelles, des essences véritables. Voilà l'essentialité !

Cependant, Messieurs, il ne faudrait pas demander à la
science médicale la même régularité qu'aux sciences dites
exactes. A la pathologie appartient une régularité propre à
l'ordre pathologique ; et si on voulait lui appliquer une toute
autre régularité, on arriverait au désordre, là ou règne un
certain ordre bien déterminé pour ceux qui savent regarder
en médecins et non en géomètres.

C'est ainsi que nous arriverons, d'une toute autre manière
que M. Depaul, à prouver que l'essentialité des maladies est
bien une réalité, un fait. Personne, que je sache, ne viendra
mettre en doute maintenant que les maladies soient des états
contre nature qui, vu leur fixité, vu leur individualité, leur
personnalité, sont immuables et définis, et comme tels es-
sentiels. Car on entend par essence d'une chose ce qui est

signifié par la définition de cette chose, ce qui peut se désigner, parmi toute autre chose, par un nom particulier : *Essentia
est quod significatur per definitionem*, dit saint Thomas. Mais
comment connaissons-nous les essences ? Par leurs caractères
sans doute. Or les caractères d'une chose sont la base de la
définition de cette chose, donc essence et définition sont équi-
valents pour notre esprit. De telle sorte que tout ce qui est
défini, tout ce qui est isolé, tout ce qui a un nom propre est
essentiel. Voilà pourquoi il y a des essences des êtres con-
crets et des essences des êtres abstraits. Les maladies ne
peuvent tout naturellement se trouver dans la première caté-
gorie. Nous l'avons dit en soutenant qu'elles ne sont pas des
êtres animés, mais des états, des modes, des manières d'être ;
qu'elles ne sont pas des substances, mais des êtres de raison,
des êtres abstraits ; qu'elles ne sont pas des entités vivantes,
mais des états logiques que nous affirmons et qui n'ont de
réalité que dans les malades en particulier. Telle est, Messieurs, cette doctrine de l'essentialité que mon maître ne
cesse d'inculquer à ses élèves, au grand détriment des erreurs
scolastiques.

Il est vrai que l'on peut faire à tout cet échafaudage, élevé
par l'expérience et le raisonnement, l'objection suivante :
« Les maladies sont, comme tous les maux, de simples acci-
» dents ; comment se fait-il alors qu'elles soient des essences ? »
Tout simplement parce qu'on affirme par analogie l'essence
de l'accident comme de la substance. L'hypothèse est donc
légitime.

Si maintenant je voulais, Messieurs, pénétrer plus avant et
si la crainte de trop vous retenir ne m'arrêtait pas, je vous
montrerais bien des conséquences heureuses de cette manière
si naturelle d'envisager la maladie. Ainsi, par exemple, ces
états contre nature pourraient servir, quand on le voudra, de
caractères zoologiques, sinon d'une importance aussi légitime
que la raison, par exemple, du moins d'une certitude aussi
formelle quand ces états se rencontrent. Car enfin, toutes les

maladies de l'homme prennent chez nous un caractère, un cachet tout particulier, qui, tout en faisant exclusion de l'individu, permet de ne pas les confondre avec les maladies du même nom qui se présentent chez les autres êtres de la création. Il est même une certaine classe de maladies qui est spéciale à l'homme, ce sont les fièvres. Je sais bien qu'on objectera à pareille assertion l'histoire d'un certain âne après la mort duquel on trouva des intestins ulcérés, et qui fut accusé d'avoir eu la fièvre typhoïde ; je sais encore que M. Becquerel a voulu faire croire à la fièvre typhoïde des lapins et des lièvres auxquels il avait injecté de l'eau bourbeuse ; mais je n'ignore pas non plus quelle fut la réponse péremptoire de M. le Dr Joux en cette circonstance. N'est-ce pas encore un lion qui inventa le traitement de la fièvre intermittente par le quinquina, en coupant sa fièvre par l'usage de l'eau d'un marais dans lequel macéraient des débris de cuichonas? Et je réponds, avec mon maître, c'est précisément ce qui atteste la vérité de ce que j'avance, puisque la science ne possède que des anecdotes au lieu d'observations. Quant à moi, je vous cite des faits que vous pouvez chaque jour contrôler : car enfin, c'est bien au milieu des marais que la fièvre intermittente est le plus funeste à l'homme. Eh bien! n'est-ce pas dans les Marais-Pontins que les troupeaux sont les plus beaux? N'en est-il pas ainsi dans la Hollande, ce pays conquis sur le domaine des mers? N'est-ce pas là aussi que les fièvres sont les plus terribles pour nous? Et c'est avec raison que l'on peut dire : L'homme seul est un être fiévreux.

J'aurais bien maintenant à vous prouver que si les maladies sont immuables et définies, leurs causes réelles le sont aussi. Quelle est, en effet, la cause première de toute maladie? N'est-ce pas la prédisposition individuelle? Sans prédisposition, que pourraient produire les agents extérieurs? Ceci est tellement vrai que certains poisons pour nous deviennent d'excellents aliments pour d'autres êtres : l'arsenic même *tana*, qui tue si vite l'homme, n'est-il pas bien recherché et bien utile pour les troupeaux ? Donc les troupeaux n'ont pas la prédisposition nécessaire pour être influencés par ce toxique d'une véritable importance. Donc les prédispositions sont indispensables, et chaque maladie a sa prédisposition propre; seulement ces diverses prédispositions définies, comme les états contre nature eux-mêmes, se trouvent dans chacun de nous occuper un ordre différent d'une manière plus ou moins radicale. D'où ces personnes à peu près exemptes de certaines maladies que d'autres, au contraire, prennent à la moindre occasion. C'est que leurs prédispositions ne sont pas chez celles-ci dans le même ordre que chez celles-là ; d'où les divers tempéraments que nous constatons chez les divers individus ; d'où la possibilité de transmission de cet état de choses des parents aux enfants, fatal héritage auquel on ne peut échapper, véritable lien de famille qu'il n'est pas permis de briser. Pardonnez si je n'ai fait qu'énoncer ces divers aperçus, qui nous montrent au loin de vastes horizons ; Mais le temps est court, et j'ai déjà été bien long. Je suis forcé alors de ne pas m'avancer plus avant sur ce terrain nouveau, qui nous promet les plus riches moissons. Et c'est avec ces premières bases que j'espère triompher d'une difficulté qui n'est invincible que pour les esprits fatalement prévenus.

En effet, tout problème à résoudre se réduit par la construction d'un syllogisme; or, dans un syllogisme la difficulté est de trouver le moyen terme. Dans les circonstances présentes, rien n'est plus simple : il s'agit de déterminer la nature de la fièvre puerpérale. Les maladies sont des états contre nature de l'homme, les symptômes sont des états contre nature des fonctions, les lésions sont des états contre nature de la matière, les causes de maladie sont enfin des dispositions contre nature. Voilà trois moyens termes ; par conséquent les éléments de trois syllogismes. Que sera donc la èvre puerpérale ? La cause, en pathologie, a tels ou tels caractères ; la fièvre puerpérale a-t-elle ces caractères ou ne les a-t-elle pas ? Et alors elle est ou n'est pas une cause. — La lésion ou le symptôme ont tels ou tels caractères ; la fièvre puerpérale les a-t-elle ou ne les a-t-elle pas ? d'où elle est ou n'est pas un symptôme, une lésion.— La maladie a, aussi elle, tels ou tels caractères ; la fièvre puerpérale a-t-elle ou n'a-t-elle pas l'ensemble de ces caractères ? partant elle est ou n'est pas une maladie.

Supposons maintenant la question résolue ; il faudra encore déterminer à quel ordre de cause, de symptôme, de lésion ou de maladie la fièvre puerpérale appartient. Ce qui suppose une étiologie régulière, une pathologie régulière et une noso-logie régulière, et l'Académie de médecine n'en a aucune. Nous ne trouvons en effet dans cette savante assemblée que des solidistes, des humoristes, des spécificiens, des essentialistes, des partisans de la médecine numérique, de la médecine exacte, de la médecine sage, de la réforme en nomenclature, etc. Mais tout cela ne constitue pas une étiologie, une sympto-matologie, ni une nosologie régulière. L'Académie n'a pas de doctrine, comment pourrait-elle en donner à ses auditeurs ? En revanche, dit malicieusement M. Tessier, elle est riche en opinions ; mais l'opinion, dit Socrate, est à la science ce qu'une poupée est à une statue. L'Académie a donc joué à la poupée à propos de la fièvre puerpérale.

Quant à nous, nous savons très bien que la fièvre puerpé-rale n'est pas une cause, puisque une cause, en médecine, est une disposition contre nature à devenir malade. Or la fièvre puerpérale n'est pas une cause, puisqu'elle n'est pas une dis-position à telle ou telle chose, elle est un fait. Nous savons aussi très bien qu'elle n'est ni un symptôme, ni une lésion, car le symptôme c'est un état contre nature d'une fonction, tandis que la lésion est un état contre nature de la matière. Et la fièvre puerpérale n'est ni une fonction lésée, ni une partie de la matière lésée. C'est l'un et l'autre à la fois et en totalité ; c'est la personne entière en un mot qui est atteinte. Donc la fièvre puerpérale est un état contre nature du composé vivant, donc elle est une maladie.

Mais parmi les maladies se trouvent les phlegmasies, les fièvres, les cachexies, les diathèses, etc. Où donc placer la fièvre puerpérale? Parmi les phlegmasies, comme MM. Beau, Jacquemier, Cazaud, Velpeau, etc., l'ont fait? Qu'est-ce alors que les phlegmasies? C'est une grande classe de maladies dont le début semble toujours être une inflammation plus ou moins étendue, et dont tout l'ensemble paraît être dominé et dirigé par cette inflammation. Or dans le cas présent nous sommes obligé de confesser, devant les faits, que la fièvre puerpérale est loin de débuter toujours par une inflammation, et que, même l'inflammation étant, ce n'est pas elle qui domine et explique tout ce qui se présente. Donc la fièvre puerpérale n'est pas une phlegmasie. — Est-elle une pyrexie, comme le veulent MM. Depaul, Danyau, etc.? c'est-à-dire une de ces maladies qui, dès leur début, offrent des symptômes généraux tout à fait indépendants d'affections locales qui peuvent être ou ne pas être. Sans doute ce caractère appartient à la fièvre puerpérale; mais elle en possède un autre, qui permet de la classer dans les diathèses de préférence. En effet, toute diathèse est caractérisée par une tendance d'une seule et même production pathologique dans toute la personne vivante. Or dans la fièvre puerpérale n'y a-t-il pas tendance partout au pus? Tous les tissus, tous les liquides de l'économie tendent à la suppuration. Donc la fièvre puerpérale est une diathèse. En résumé, la fièvre puerpérale est une maladie essentielle, parce qu'elle n'est ni un symptôme, ni une lésion, ni une cause, et parce qu'elle possède des caractères propres qui l'individualisent et servent à en faire une unité morbide; elle est une diathèse parce qu'elle présente une tendance générale à un même produit morbide, le pus.

C'est dire assez, je l'espère, que cette tendance à la suppuration n'est point la maladie elle-même; elle n'en est que le caractère constant et *sine quâ non*. Mais cette tendance ne pourrait-elle pas être une simple transformation en pus des tissus et des liquides coagulables de l'économie? Non ; elle offre, en outre, le concours de symptômes que dans les phlegmasies phlegmoneuses et dans la variole l'on appelle fièvre de suppuration. Ce mouvement fébrile est des plus remarquables et des plus connus ; comme tous les symptômes et tous les syndrômes, il présente autant de modifications qu'il y a de maladies dans lesquelles on l'observe, tout en conservant sa physionomie propre. Ainsi donc, dans la diathèse puerpérale purulente il y a, comme dans toute diathèse purulente, 1° tendance au pus, 2° fièvre de suppuration. Voilà en quoi M. Trousseau a eu raison dans le fond, lorsqu'il a soutenu que la fièvre puerpérale était la même chose que la fièvre traumatique, et qu'elle pouvait se manifester aussi bien sur les hommes et les enfants que sur les femmes en couche ; mais il a eu tort dans la forme, car la fièvre puerpérale n'est pas une fièvre de l'homme.

Pour arriver à ce but, nous n'avons fait appel qu'aux faits et à l'observation. Aussi nos conclusions seront-elles admises par tout le monde ; elles sont légitimes et exemptes de toute hypothèse. Et à ceux qui voudraient tenter de nous objecter les raisons suivantes : Comment peut-on appeler diathèse purulente les cas dans lesquels la mort précède la suppuration ? Nous répondrons, avec M. Tessier, que le caractère de la maladie est la tendance à la suppuration par la fièvre de suppuration, mais non la présence du pus. D'ailleurs, le blé en herbe est du blé comme le blé en épi ; on peut mourir d'une fièvre éruptive même avant l'éruption. Cela ne change en rien la nature de la maladie.

Nous voilà enfin fixé, et maintenant nous pouvons attaquer avec des données solides les diverses hypothèses qui ont tant fait de bruit à notre École. Nous nous bornerons seulement à parler de l'infection purulente et de la phlébite, car ces deux systèmes ont donné naissance à tous les autres, qui n'en sont alors que des modifications plus ou moins grossières.

Sous toutes ces dénominations se cachent en effet de fausses doctrines. Dire que la diathèse puerpérale est le résultat d'une infection, par exemple, c'est faire une hypothèse, et cette hypothèse nous en prouverons l'impuissance. De plus, les maladies contagieuses, c'est-à-dire celles qui dépendent d'une infection, ne peuvent se grouper qu'en deux catégories : 1° celles dont la contagion ne se manifeste que lorsqu'il y a un foyer particulier d'infection, et où se trouve le foyer d'infection dans la maladie qui nous occupe? L'utérus, sans doute; mais l'utérus présente toujours dans les couches un foyer analogue, et la fièvre puerpérale n'est fort heureusement qu'une exception. 2° Celles qui résultent d'une accumulation de malades présentant une même maladie. Sans doute si la fièvre puerpérale ne se manifestait que dans les hôpitaux on pourrait soutenir une pareille idée; mais ne frappe-t-elle pas, par-ci par-là, dans les maisons particulières comme dans les salles de service? Que la fréquence soit moins considérable dans un cas que dans l'autre, je le veux bien; mais celà n'empêche pas qu'il est des cas isolés tout aussi graves et tout aussi sûrs. Je ne vois donc pas là où placer notre maladie.

L'infection purulente pourrait dès lors être mise de côté; mais il faut bien faire l'honneur d'une réfutation directe à cette théorie fameuse. Parmi ceux qui la soutiennent, les uns font du pus un poison. A quoi l'on peut répondre : Comment se fait-il que les meilleures terminaisons des abcès soient la résorption? Sans doute que le pus ne devient pour eux un poison qu'après avoir été altéré d'une certaine manière. Or, je suppose que le pus soit altéré par de l'acide sulfurique, il y aura tout simplement un empoisonnement par de l'acide sulfurique, et non par le pus. Donc si le pus est ici altéré par une maladie, il y aura empoisonnement par cette maladie. Est-ce logique? Le pus ne doit donc être considéré que comme un simple véhicule. Devant ce raisonnement si simple, si naturel, qu'avait-on à faire? Eh bien, loin de se rendre, on a cherché à le tourner, et l'on a prétendu qu'il n'y a pas seulement altération du pus, mais surtout qu'il se trouve des débris de placenta et de sang fétide dans l'utérus, d'où ces matières sont la cause et le foyer de l'infection. Depuis 1838 M. Tessier a répondu à cette nouvelle objection, en leur démontrant qu'il n'y avait aucune analogie entre ces matières et la fièvre puerpérale, puisque la présence de ces matières existe dans tous les cas de couches, et la fièvre puerpérale, fort heureusement, est l'exception. De plus, M. Trousseau a dit, avec raison, qu'à la campagne cette terrible maladie était fort rare, et cependant c'est à la campagne ou les soins de propreté sont le moins observés. Donc ce ne sont pas ces matières qu'il faut accuser. Il en sera de même de l'entassement des malades ; mais dans tous les entassements de malades ce fléau si désolant n'existe pas, et l'on rencontre assez fréquemment des cas isolés. Limoges, par exemple, n'a-t-il pas été terriblement éprouvé dans ces derniers temps ? Je veux bien que l'encombrement, l'humidité, la malpropreté, etc., soient des causes qui favorisent le développement et l'arrivée de la fièvre puerpérale ; mais ce ne seront jamais que des causes occasionnelles ; or, entre les causes occasionnelles et la cause réelle, il n'y a aucune ressemblance. L'une, l'occasionnelle, n'a pas la propriété des causes, puisqu'elle ne produit pas toujours le même effet ; l'autre, au contraire, quand elle agit, donne toujours lieu à un même résultat, la maladie qui nous occupe. Ainsi, point d'infection, à moins que le poison supposé soit la maladie elle-même, et alors je ne vois pas trop ce que l'on aura gagné de cette concession.

Ce qui aurait pu donner quelque apparence de réalité à la doctrine de l'infection, c'est probablement la présence si fréquente des abcès métastatiques. Mais, Messieurs, la métastase suppose une affection primitive et une affection secondaire. L'affection primitive c'est une suppuration quelque part qui puisse laisser absorber son pus pour qu'il soit transporté au moyen de la circulation dans divers endroits, où il devient le noyau de nouveaux foyers purulents, véritables abcès métastatiques. Mais comment chercher à vouloir se soutenir par un pareil moyen ? Est-ce que la fièvre puerpérale n'existe pas toujours ou presque toujours avant la formation de ce foyer primitif, qui doit répandre dans toute l'économie le pus qu'il contient ? Donc la maladie précède la formation du foyer ; donc le foyer n'est pas la cause de la maladie. Et puis, nous l'avons déjà dit, la résorption d'un abcès quelconque est la meilleure terminaison de cet abcès. Enfin, il est prouvé, par les micrographes, que les capillaires sanguins ne peuvent ainsi livrer passage aux globules du pus, qui sont par trop gros pour leur diamètre.

Quant à la doctrine qui assimile cette fièvre des femmes en couche à la phlébite, elle n'a pas plus de fondements que les autres hypothèses, et elle disparaît devant l'observation rigoureuse des faits. A ceux qui prétendent que la phlébite est toute la maladie, que la phlébite donne seule naissance à tout cet appareil de symptômes et de lésions qui deviennent alors éventuels, nous répondrons par les faits et par le raisonnement. Et d'abord, pour soutenir cette opinion, on est obligé d'admettre deux sortes de phlébites, l'une adhésive, l'autre suppurée. Si maintenant on objecte que parmi les phlébites suppurées il en est un grand nombre où l'infection purulente ne se montre pas, les partisans de ce système soutiendront que dans ces cas sans doute le passage du pus n'est pas possible. Pourquoi deviendrait-il alors possible dans certains cas et impossible dans d'autres ? Si cette possibilité dépend de la maladie, nous voilà revenu à notre point de départ, et vous êtes obligé de confesser que si vous n'avez pas fait avancer d'un seul pas votre opinion, vous avez au moins prouvé votre impuissance de ce côté. En effet, l'observation est là qui nous crie assez haut que tout ce formidable appareil de lésions ne peut venir d'une simple phlébite. Prenons en effet les observations de ceux mêmes qui ont pensé avoir vu la phlébite produire l'infection purulente : Hunter fut le premier qui parla de ce passage du pus d'une veine supprimée dans le

torrent circulatoire; toutefois il ajoute qu'il ne l'a jamais vé-
rifié, qu'il ne l'a jamais vu. Dance, qui soutient la même opinion, écrivit cependant : « Peut-être m'objectera-t-on qu'il y
» a constamment une oblitération. » Et alors comment se fait-
il que le passage du pus puisse s'effectuer? Cette objection est
sérieuse; cependant Danse ne cherche pas à la lever. Il en
sent le poids; mais il préfère la laisser exister que de renoncer à son hypothèse. Et cette difficulté reste toujours là sans
solution. En effet, prétendre que le pus passe avant la formation du caillot obturateur, est-ce lever la difficulté? Car enfin,
si le premier phénomène de l'inflammation veineuse est la
formation d'un caillot adhérent, ce caillot est bien formé avant
que le pus le soit ; et alors comment le pus peut-il passer
avant qu'il soit pus? A cela d'autres ont soutenu qu'il y a des
veines collatérales, et que le pus peut bien passer par les collatérales. Mais je ne sache pas que les veines soient des vaisseaux centrifuges. Et puis, si le caillot bouche la lumière de
la veine, ne forme-t-il pas aussi l'ouverture des veines collatérales, qui étant dans un foyer d'inflammation sont, aussi
elles, enflammées. Enfin n'existe-t-il pas des cas de fièvres
purulentes sans phlébite? M. Velpeau lui-même en cite au
moins treize cas, où il a été impossible de trouver la moindre
altération veineuse. Donc la phlébite n'est pas la fièvre purulente, puisque celle-ci peut exister sans elle.

On aurait tort de croire que la doctrine de la résorption
purulente s'éloigne beaucoup de celle de la phlébite; elle n'en
diffère, en effet, que sous le rapport du passage du pus dans
le sang, qui ne se ferait pas de la même manière. Car, pour
tout le reste, complète similitude : dans les deux cas le point
de départ est le fait même de l'inflammation, de l'opération,
de la plaie ; dans les deux cas le sang doit être altéré; dans
les deux cas enfin le pus doit se mêler au torrent circulatoire.

Non, la fièvre purulente ne peut pas résulter du passage
du pus dans le sang à la suite de phlébites suppurées, parce
que ce passage est impossible, puisque le pus, dans toutes les

4.

périodes de la phlébite, est séquestré. Dance lui-même l'a toujours vu, et, s'il maintient sa manière de voir malgré cela, c'est qu'il n'est pas agréable de renoncer à quelque chose qui flatte notre amour-propre ; on préfère se créer des illusions, et nous voyons Dance soutenir que le pus passe avant la formation des adhérences. Mais M. Cruveilher, qui a porté l'appui de son ascendant à cette fameuse théorie, est forcé de reconnaître que le premier effet de la phlébite, quelle qu'elle soit, c'est la coagulation du sang aux parois du vaisseau. La formation du caillot adhérent est la première période de la phlébite, la suppuration n'en est que la seconde. Il est obligé alors d'admettre le passage du pus après la formation du caillot. Voyons par nous-même ce qui se passe dans les veines enflammées.

Les parois des veines ont deux couches de vaisseaux capillaires ; la première, appliquée sur la membrane fibreuse qu'elle isole de la gaîne celluleuse, ou, si l'on veut, qu'elle unit à cette gaîne. La seconde constitue le réseau sous-séreux qui tapisse l'extérieur de toutes les séreuses. Ces couches vasculaires communiquent entre elles par des anastomoses. Toutes deux peuvent s'enflammer, toutes deux peuvent suppurer simultanément ou séparément. Que se passe-t-il alors quand une veine est enflammée ? Réfléchissons : toute inflammation décroît du centre à la périphérie ; or, le premier phénomène d'une phlébite est la formation d'un caillot adhérent, comme l'a fort bien dit M. Cruveilher ; il résulte que, partout où l'inflammation est à son début, il y a une adhérence, et, par suite, que le pus sera séquestré. Mais, dira-t-on sans doute, que deviendra le pus ainsi séquestré ? Ou il sera absorbé ou il détruira la paroi veineuse, ou il percera la fausse membrane qui l'isole du torrent circulatoire. Les deux premières hypothèses ont reçu la sanction de faits nombreux ; l'observation tout entière infirme au contraire la dernière. Il est en effet plus facile au pus de passer du centre du fémur, par exemple, à la peau, que de franchir l'adhérence qui l'isole du sang. C'est une conséquence rigoureuse du mécanisme de l'ouverture spontanée des collections purulentes, c'est la théorie des corps étrangers ; et le pus est ici considéré comme un corps étranger, partant, comme une cause d'inflammation. Or l'inflammation se propage par les couches de capillaires qui s'oblitèrent, et les tissus dont les capillaires sont oblitérés sont des tissus morts ; de là, dissolution de ces tissus et passage du pus à travers. Tandis que le caillot oblurateur ne peut être traversé par le pus, car enfin, ce n'est que par l'inflammation que le pus peut s'ouvrir un passage. Or, si l'inflammation se propage plus loin dans l'intérieur du vaisseau, comme son premier effet est de former un caillot adhérent, il résulte que, derrière le point occupé par le caillot primitif qui vient d'être débordé, il se forme un nouveau caillot, et si l'oblitération du premier cesse, celle du second la remplace, ainsi de suite. Et jamais la lumière du vaisseau sanguin n'est libre, car l'inflammation poussant toujours, le caillot adhérent est toujours là sans interruption ; le premier ne devient pus que lorsque le second est déjà formé. Ainsi, si l'inflammation s'étend et franchit la première adhérence, comme elle ne se propage qu'à la condition d'oblitérer d'abord tout ce qu'elle atteint, elle n'aboutira qu'à reculer la barrière qui séquestre le pus. Nous voyons donc qu'il est impossible que le pus d'une phlébite puisse passer dans le torrent circulatoire. C'est assez pour prouver l'absurdité et l'impossibilité de la doctrine qui veut faire de la fièvre purulente une simple phlébite. N'y revenons plus dès lors, et passons rapidement à la symptômatologie de la fièvre puerpérale.

Quand une femme avant, pendant ou après ses couches, tombe dans un état de faiblesse et d'indifférence complètes, accusant à peine quelques douleurs vagues ou fixes ; si elle s'amoindrit visiblement, si elle change promptement de figure et que la peau de sa face comme celle de son corps perde en partie non seulement sa transparence, mais sa coloration naturelle pour devenir d'un mat sale et quelquefois ictérique ; si ses traits ne s'harmonisent plus et produisent par leur désaccord l'oppression de l'anéantissement ; si les frissons habituels et intermittents viennent agiter convulsivement ce corps terne et livide, et font place à des sueurs froides répandues à la surface d'une peau sans élasticité et sous laquelle le pouls frémit plutôt qu'il ne bat, on peut certifier, dit M. le docteur Tessier, qu'il y a fièvre puerpérale.

Après avoir ainsi esquissé l'ensemble de cette terrible maladie, ne pourrions-nous pas entrer un peu plus avant dans les symptômes qu'elle présente ? L'intelligence, par exemple, présente de grandes différences aux diverses périodes de la maladie. Au début, elle est lente simplement, et les malades ont une certaine difficulté à exprimer leur diverses sensations. Aussi les croit-on souvent beaucoup moins malades qu'elles ne le sont réellement. Aux périodes suivantes le délire apparaît, mais rarement il est continu ; il consiste dans des rêvasseries, des mots sans suite, des idées bizarres que les malades expriment quelquefois tout haut. En général, cependant, les malheureuses atteintes répondent assez bien aux questions qu'on leur adresse. Rarement le délire est bruyant ; il ne le devient que lorsqu'il coïncide avec une douleur locale très vive.

Si l'intelligence est manifestement affaiblie, on n'en peut pas dire autant de la sensibilité, et par conséquent ce n'est point à une diminution de cette propriété vitale qu'il faut attribuer le caractère indolent des phlegmasies locales. Il est un phénomène qui frappe beaucoup les malades, c'est leur faiblesse, toute différente de la prostration, car cette dernière, en général, n'est pas appréciée par les malades. Cette faiblesse si remarquable est générale, et, par conséquent, peut être attribuée à des lésions locales, même des centres nerveux. Lorsque celles-ci existent, elles déterminent la paralysie avec contracture et non de simples affaiblissements, si toutefois

elles ne restent pas sans symptômes. C'est en effet un caractère propre aux phlegmasies purulentes de ne troubler les
fonctions de l'organe sur lequel elles siégent que lorsqu'elles
sont fort étendues ou qu'elles se rapprochent par leur marche
d'une inflammation franche. La respiration est, en général,
fort pénible, et c'est à tort que l'on croit l'expliquer par les
lésions du poumon; car, à moins de pleurésies considérables
ou de vastes pneumonies, les malades sont également oppres-
sées si le parenchyme pulmonaire présente ou non de petits
foyers phlegmasiques; mais la toux est rare, l'expectoration
presque nulle; il y a bien un peu de râle muqueux ou sibi-
lant, mais rarement du râle crépitant. Lorsqu'une pneumonie existe, elle arrive si promptement à la suppuration qu'on
ne peut guère constater autre chose qu'un peu de souffle. S'il
y a pleurésie, en général, elle est latente, et la percussion et
l'auscultation peuvent seules la faire reconnaître. Il est des
épanchements, véritables empyèmes purulents, qui se font
jour par les bronches et se vident par l'expectoration, lorsque
la guérison doit arriver. Souvent fort énergique au début, la
circulation devient rapidement de plus en plus faible; le pouls,
primitivement plein et fort, devient filiforme, misérable et
néanmoins très fréquent. Enfin, s'il y a des polypes fibrineux
dans le cœur et dans les gros vaisseaux, on s'en aperçoit par
des bruits anormaux particuliers. La langue et les dents présentent toujours, ou à peu près, de la sécheresse, mais très
rarement des fuligénosités noires et visqueuses, comme dans
la fièvre typhoïde. Cependant il n'est pas rare de voir la
langue devenir sèche après avoir été humide, et réciproquement; cet état même ne dépend nullement de l'altération d'un
organe quelconque; il ne se modifie pas suivant le mouvement
fébrile; car on a vu des malades avec beaucoup de fièvre
avoir la langue humide, et *vice versâ*. La soif n'est jamais très
vive, et les malades sont à peu près indifférentes à la tempé-
rature des boissons. Souvent l'épigastre est douloureux, et
cette douleur, dit M. le docteur Tessier, peut coïncider avec

des nausées, des vomissements bilieux, même fort abondants, et, dans ce cas, on peut confondre la fièvre puerpérale avec une gastro-entérique. Le dévoiement est, en général, fort rare au début, mais fréquent plus tard ; il est moins fétide et beaucoup plus abondant que dans la fièvre typhoïde. Le ventre ne présente pas, en général, le gargouillement de la fièvre précédente, et la douleur abdominable est toujours moins forte que dans une péritonite ordinaire. La région hépatique, au contraire, est souvent le siége de douleurs profondes qui dénotent la présence d'abcès dans le viscère. Lorsque ces abcès sont très volumineux et superficiels, on peut sentir la fluctuation ; mais du côté de la rate, c'est plus rare. Les urines sont, en général, claires et séreuses. Le facies exprime la faiblesse et rarement la douleur ; l'amaigrissement est fort rapide et la teinte ictérique est habituelle, ce qui donne à ces malades un aspect tout spécial. Enfin, du côté des organes génitaux, suppression des lochies ou leur fétidité, et si, par malheur, on a fait quelques applications de sangsues, leur piqûres suppurent rapidement, ainsi que les scarifications de ventouses. Aussi doit-on rejeter à jamais de la thérapeutique ces moyens désastreux.

Quant à la marche de cette maladie, elle est souvent fort insidieuse : elle s'annonce quelquefois de la manière la plus bénigne, par un simple malaise ; il s'y joint des douleurs locales, de la faiblesse qui augmente progressivement, quelques horripilations vagues, un peu de fièvre et de sueur nocturne, la face s'altère, devient livide, et ce n'est qu'au moment de la mort que le danger se présente et qu'il n'est plus possible de douter. D'autres fois, après avoir été bénignes au début, on voit tout à coup des accidents les plus formidables survenir : les frissons sont alors violents et prolongés, la sueur est froide, souvent visqueuse ; il y a du délire, de l'ictère, de l'oppression et des douleurs qui indiquent la formation d'abcès. Cette forme est ordinairement continue, rémittente, avec des redoublements terribles. C'est au moment de l'un de ces redoublements que les malades expirent, ou bien encore on meurt des suites de ces redoublements ; et, s'il y a des phlegmasies cutanées, elles prennent un caractère gangreneux.

L'anatomie pathologique est assez détaillée dans tout l'ensemble qui précède pour que, désirant abréger le plus possible, nous n'ayons pas besoin de revenir sur les diverses particularités que nous avons énumérées dans le courant de cette discussion ; nous nous contenterons donc de faire remarquer que tous les organes, tous les tissus tendent à la suppuration, ainsi que tous les liquides coagulables de l'économie. On trouve des abcès partout, du pus partout ; tantôt réuni au foyer, tantôt disséminé ; ici c'est un petit noyau, là un vaste clapier, ailleurs le pus n'est pas complètement formé, dans d'autres endroits la gangrène est déjà arrivée.

CAUSES. — Les maladies ont toutes une cause prochaine, ou cause directe, cause véritable, cause réelle, qui n'est autre chose que cette dégradation, cette détérioration de la nature humaine qui résulte de la cause éloignée et qui inflige à chacun de nous des prédispositions individuelles. Or, ces prédispositions sont la cause de toutes nos maladies ; elles les contiennent toutes, et chaque maladie a sa prédisposition particulière, propre. C'est-à-dire que les prédispositions sont définies quant au nombre et quant à la différence. Ainsi, les femmes sont, comme les hommes, prédisposées à la diathèse purulente, qui prend le nom de fièvre puerpérale quand elle survient pendant la gestation et les couches. Mais certaines coïncidences ne sont pas toujours étrangères à la mise en action de la prédisposition à la diathèse purulente. D'où les causes occasionnelles sont nombreuses. Si, quelquefois, il n'est pas possible de savoir à qui on est redevable d'un pareil fléau, souvent il faudrait être aveugle pour nier l'influence de certaines choses. Ainsi, l'encombrement, l'humidité, le chagrin, l'inquiétude et les émotions vives peuvent donner souvent naissance, sous ce rapport, à des fièvres puerpérales.

Et je me rappelle encore l'observation que M. le Dr Mattei publia dans *la Gazette des Hôpitaux* (26 mars 1857), dans laquelle il parle d'une dame âgée de trente ans qui, ayant accouché heureusement, fut prise d'accidents terribles en apprenant la mort de son mari. Nous savons, d'ores et déjà, que ces diverses circonstances doivent être évitées le plus possible. C'est alors clairement nous mettre du côté de ceux qui demandent une aération et un certain isolement dans les hôpitaux des femmes en couche. Il faut éloigner aussi de ces personnes toutes les causes d'humidité et les rassurer tout aussi bien sur leur état que sur celui de leurs proches. Les améliorations si sensibles que l'on a déjà produites dans les hôpitaux de Paris ont rendu plus de services que la fameuse discussion qui vient de se clore à l'Académie de médecine, et j'entends de tous côtés des voix qui crient à nos savants : Ne discutez pas tant et entendez-vous mieux. L'état puerpéral est donc une grande cause occasionnelle de la diathèse purulente, mais il n'est pas la seule ; il devient même, jusqu'à un certain point, une véritable prédisposition à cette forme, qui prend le nom de fièvre puerpérale.

TRAITEMENT. — Jusqu'à présent je ne pense pas avoir contre moi bien des esprits capables de raisonner. J'ai pu être incomplet, mais je ne sache pas avoir été en dehors des faits de la raison. Mais il ne s'agit pas, en médecine, de s'entendre seulement sur le nom d'une maladie, il ne s'agit pas seulement d'être avec les faits et la bonne doctrine, il faut encore prouver par les résultats que l'on est dans le vrai en thérapeutique. C'est ainsi que la bonté de la doctrine sera démontrée à ceux qui n'ont pas étudié la médecine. Les succès sont, pour les laïques, une pierre de touche incroyable. Ont-ils raison, ont-ils tort de juger ainsi la science des hommes? Je n'entreprendrai pas à ce sujet une nouvelle discussion. Voyons donc ce que chaque méthode a pu nous donner, et nous formulerons ensuite notre opinion.

L'empirisme, en thérapeutique, est une méthode désolante,
et M. le professeur Piorry, dans une Note toute récente, vient
de stigmatiser devant l'Académie de médecine cette thérapeutique éhontée. « La fantaisie, dit-il, et le romantisme médical ont remplacé, pour les empiriques, la médecine sévère.»
(*Séance du* 17 *mai* 1859.) Le hasard peut bien favoriser une
découverte ; mais, a-t-on jamais vu le hasard former à lui seul
toute la science? La science du hasard ne serait même plus
du hasard! Il y a incompatibilité flagrante entre ces deux
choses : hasard et savoir sont deux ennemis qui ne peuvent
s'entendre. Que le hasard ait pu quelquefois nous mettre sur
la voie d'une vérité, personne n'a songé à le nier ; mais que le
hasard ait créé quelque chose, cela répugne à ma raison,
cela ne se peut pas. Que ceux donc qui se disent empiriques
renoncent à faire partie des savants, car le savoir leur serait
au moins nuisible. La mémoire se place, pour eux, bien au-
dessus de l'intelligence et de la raison. La science infuse est
toute leur science. En effet, que voudraient faire ici la raison
et l'intelligence? Quel serait leur objet, leur but? Le hasard
doit tout produire, tout inventer, tout nous donner. Le passé,
sur ce point, nous répond de l'avenir, et je doute fort que
l'empirisme devienne jamais une méthode scientifique; partant, il ne m'est pas possible de croire que des médecins puissent désormais se dire empiriques.

Vous parlerai-je maintenant de ces savants qui rejettent
loin d'eux tout ce qui n'est pas en accord avec leurs idées,
leurs théories, leurs hypothèses? Un fait vient-il à contredire
leur croyance, ou ils le dénaturent, ou ils le tournent, ou ils
le nient, ou ils le laissent dans l'oubli ; mais ils ne l'abordent
jamais franchement. Ces procédés scientifiques ne sont pas,
je crois, du nombre de ceux que les vrais amis de la vérité
mettent en usage. C'est l'intolérance qui règne parmi ces adversaires de tout ce qui n'est pas eux, c'est l'égoïsme qui les
dirige; je ne sache pas que le mépris de tout ce qui ne sort
pas de soi puisse être porté plus loin. C'est cependant pareille

méthode que naguère encore on a pu entendre, dans le Temple de la science, qualifier du nom pompeux de méthode rationnelle. Tout ce qui n'est pas ce que je dis, crie-t-elle, est en dehors de la raison, moi seule je puis tout, je fais tout et je sais tout; hors de moi pas de salut. C'est se placer non seulement au-dessus de tous les autres, mais encore se dire l'égal de Dieu, puisque ces théories seraient de nouvelles révélations, qu'il n'est ni permis ni possible de renverser. Cependant, Messieurs, il faut remarquer que la raison humaine est bien différente chez chacun de nous, et la méthode rationnelle de celui-ci, ne sera pas la méthode rationnelle de celui-là. Tous deux cependant n'en continueront pas moins à se croire et à se dire les seuls possesseurs de la vérité. Or, comme la vérité n'est jamais autre chose qu'elle-même, comme la vérité n'est ni double ni relative, je ne puis m'habituer à de pareilles outrecuidances. Est-ce Broussais ou Pinel qu'il faut croire? Est-ce Piorry ou Trousseau? Est-ce Gendrin ou Bouillaud? Toute thérapeutique, en effet, sort de l'idée que l'on se fait de la médecine; elle est une conséquence de la doctrine que vous soutenez sur la santé et la maladie; elle découle rigoureusement des prémisses que vous avez posées. Si donc les prémisses manquent de base, comment faire une conclusion inattaquable? C'est cependant une thérapeutique rationnelle. Vous comprenez déjà où nous conduit nécessairement ce point de vue de la question, et vous voudrez bien me permettre de le poursuivre un instant à cause de son importance.

Les faits que le médecin doit connaître sont de trois ordres, dit mon maître. Le premier est relatif à l'homme en santé, c'est la physiologie; le second est relatif à l'homme en maladie, c'est la pathologie; le troisième est relatif à l'homme en traitement, c'est la thérapeutique. Tel est, depuis Hippocrate, la constitution de la science médicale. C'est toujours l'homme qui est en cause. Or, l'étude de la pathologie suppose la connaissance de la physiologie, de même que l'étude de la thérapeutique suppose la connaissance de la pathologie, et, par suite, la connaissance de la physiologie. De telle sorte que cette troisième suppose la connaissance des deux autres, et profite de leurs fruits. Supprimez un instant l'un de ces trois termes, l'une de ces trois parties, l'une de ces trois branches, et vous n'aurez plus la médecine.

Les phénomènes vitaux peuvent être exposés, classés, expliqués de plusieurs manières, et les sectes physiologiques sont nombreuses ; de même les maladies peuvent être envisagées à des points de vue bien différents, et, par suite, les méthodes de traitement sont multiples. D'où autant de doctrines médicales, autant de physiologies, de pathologies et de thérapeutiques. En effet, comment arriver au traitement d'une maladie dont on n'aurait aucune idée ? Et, d'autre part, à quoi serviraient une pathologie et une physiologie, si elles ne devaient conduire à une thérapeutique ? Par conséquent, la thérapeutique nécessite la connaissance des maladies et de la physiologie, parce que la pathologie nécessite, de son côté, la connaissance de la physiologie. Le rapport de ces trois ordres de connaissances s'appelle une doctrine médicale ; mais la physiologie peut être basée sur une hypothèse, et, par suite, la pathologie tout aussi bien que la thérapeutique. D'où le droit légitime de chacun à discuter une doctrine médicale.

Ainsi que vous pouvez le remarquer, Messieurs, une doctrine médicale est un lien, une enveloppe qui contient une physiologie, une pathologie et une thérapeutique ; c'est l'unité résultant de ces trois parties ; c'est le tout lui-même. Et cette manière de comprendre la médecine est la constitution même de la science, c'est le père de notre art qui l'a posée. Depuis le vieillard de Cos la médecine a pu enfanter bien des utopies ; mais celles qui ont mérité de prendre rang se sont soumises à cette constitution. L'unité dans la doctrine représente en effet l'unité dans l'objet de l'art. C'est l'homme qui est en santé, en maladie, en traitement ; la substance ne change pas ; or, la nature de la substance restant la même, l'essence étant la même, pourquoi la théorie changerait-elle ? Sans l'unité pas de science, pas de progrès, pas de force. Partout l'unité est nécessaire, a dit Lamennais ; l'unité, c'est l'essence de l'ordre ; car l'objet de l'ordre est d'unir. Voyez, en effet, les diverses doctrines qui se sont succédé : toutes présentent cette unité. L'accord des quatre éléments, des quatre humeurs produit la santé ; la rupture de cet accord produit la maladie, pour les anciens, d'où nécessité d'un principe intérieur qui lutte pour rétablir l'équilibre, c'est la nature médicatrice. — Le *luxum* et le *strictum* étant dans leurs limites normales, c'est la santé ; lorsqu'ils les franchissent, c'est la maladie ; les faire rentrer dans l'ordre, c'est la thérapeutique. — La vie s'entretient par l'irritation, dit Broussais ; l'exagération de cette irritation, c'est l'inflammation, c'est-à-dire la maladie ; ramener cette irritation à son état normal, c'est la thérapeutique, etc., etc. Ces quelques exemples suffisent pour faire comprendre le fond de ma pensée, et l'unité, que je regarde comme indispensable pour constituer une doctrine digne de ce nom. En d'autres termes, la médecine commence à la physiologie et se termine par la thérapeutique. Il faut donc que toute doctrine médicale soit tout à la fois physiologique, pathologique et thérapeutique. Or la physiologie, ou science de la santé et de la vie, ne peut être bien appréciée que là où l'homme est bien connu ; et nous ne connaissons bien l'homme, cet être *sui generis*, créé à l'image de son Créateur, que depuis le commencement de notre âge. Donc les anciens ne pouvaient pas avoir une physiologie parfaite comme celle que la philosophie scolastique des siècles derniers ne craignait pas d'enseigner hautement.

Si maintenant nous voulons avoir un dernier mot sur la doctrine médicale, sur son objet et sur son but, nous dirons qu'une doctrine médicale est simplement un principe de définition et de classification, un principe qui nous permet de coordonner, d'unir toutes les connaissances acquises et de les diriger vers le but pratique de l'art, selon les propres expressions de mon maître. La pathologie sert en effet à classer méthodiquement les affections contre nature, à les distinguer les unes des autres, à pénétrer aussi avant que possible dans l'étude de leurs phénomènes ; mais elle n'est pas une source d'hypothèses pour expliquer ce qui n'est pas explicable : la nature intime de la maladie. A son tour, la thérapeutique nous conduit à poser des indications, c'est-à-dire à déterminer quand et pourquoi le médecin doit intervenir ; mais là s'arrête son rôle, parce que l'indication d'agir ne fournit pas logiquement, comme on semble trop le croire, l'espèce de la médication à employer. Nous sommes ainsi conduit à reconnaître logiquement qu'entre la pathologie et la thérapeutique il existe un hiatus que l'observation seule peut combler, de même entre l'indication et la médication.

Nous faisons ainsi, je pense, une assez large part au raisonnement et à l'expérience ; ni l'un ni l'autre n'ont à se plaindre, tous les deux doivent concourir simultanément et non exclusivement au même but, l'édification de la médecine pratique. Tel est l'éclectisme de *l'Art médical*, journal dont la haute et savante impulsion est due à M. le Dr Tessier. Ce n'est pas cet éclectisme scolastique du XIXe siècle, véritable crétinisme, qui est autant méprisé de ses amis que de ses ennemis. Chez nous, chaque individu ne peut suivre son système, son hypothèse, sa marotte enfin, sans venir se heurter, s'il sort du vrai, contre des principes non seulement invulnérables, mais encore inflexibles. Ce n'est pas à notre guise que nous déclarons bon ou mauvais ce qui se rencontre sous nos pas. Si l'expérience sanctionne, la raison propose, et réciproquement. Mais, au-dessus de la raison individuelle se trouve la raison humaine, la sanction humaine. Ce que cette dernière aura sanctionné, ce que l'expérience, avec elle, aura prouvé, doit être une vérité que rien au monde ne peut ébranler. Et encore, au-dessus de tout cela, la médecine présente, comme toutes les sciences, des axiômes, vérités premières, qui se voient et ne se discutent pas, qui se sentent et ne se prouvent pas. Ces axiômes sont des principes, et ces principes sont les bases mêmes de l'art. Or, tout ce qui viendra contredire ces principes ne sera nécessairement que fiction et mensonge, et la raison individuelle sera en défaut.

Cette soumission de la raison de chacun aux lois fixes et invariables, non seulement est une garantie et une sûreté données à l'humanité contre l'homme lui-même, mais encore le seul moyen d'arriver à la vérité. Est-ce que la raison de chacun de nous est au même degré? Vaudrait autant soutenir que la force physique est également distribuée entre nous tous. De même de l'intelligence. Comment admettre alors que l'unité et l'accord puissent sortir de pareilles différences? Ne voit-on pas tous les jours la raison de tel individu être en désaccord formel avec la raison de tel autre? Or, pour supprimer l'influence de ce désaccord de puissance, qui conduirait nécessairement au désaccord de résultats, il faudrait, ou une égale distribution d'intelligence, ce qui n'est pas, ou des vérités premières, véritables jalons, points fixes inébranlables, que chacun puisse voir et constater, les pauvres d'esprit comme les riches. C'est au moyen de ces axiômes médicaux que nous triompherons des imaginations en délire ; c'est par eux que nous parviendrons à choisir les bons matériaux que l'expérience nous aura apportés ; c'est par eux que le faux sera expulsé et que le vrai sera élevé. Nous ne verrons plus alors Hippocrate dire oui, et Galien dire non. Car, pour nous, la raison humaine n'est pas infaillible ; elle ne porte pas en elle toutes les conditions de son développement, tous les principes et toutes les notions fondamentales en vertu desquelles elle aboutit à des conclusions positives, pratiques, fixes et sanctionnées ; elle n'est pas un centre de rayonnement qui illumine tout d'une lumière suffisante, qui s'assimile tout, qui renferme le point de départ, les aboutissants et le criterium de la science. Et, pour la juger, nous n'aurions pas besoin de sortir de l'élément de la science, assez d'utopies nous ont été léguées par la raison. Par exemple, que pensez-vous du progrès indéfini de la science? et du moment plus ou moins éloigné où les maladies seront expulsées de ce monde, qu'en dites-vous? Mais ce n'est rien encore devant les faits ; et, si vous le permettez, je vais vous rappeler que c'est au nom de la raison, ainsi déifiée, que l'on érigea des autels à la Raison et qu'on lui décerna les honneurs du culte. Devant de pareils égarements ne sommes-nous pas en droit de nous écrier : Non, la science des siècles n'est pas un produit immédiat du propre fond de la raison humaine ; car elle n'est pas la lumière d'où proviennent exclusivement toutes les richesses intellectuelles et morales de l'humanité! Non, non, la raison humaine n'est pas l'intelligence absolue, l'âme du monde! Non, elle n'est pas Dieu lui-même! L'expérience de tous les temps est là pour répondre avec nous.

La raison, dans ses limites et sur ses domaines, ne peut être remplacée par rien ; mais, du moment où elle veut dominer partout, du moment où elle oublie son rôle, je crois qu'il est besoin de le lui rappeler et de lui faire sentir son impuissance. Qu'en médecine, surtout, cette exécrable manie sache se taire devant les fruits déplorables qu'elle a produits dans tous les temps et dans tous les lieux : vouloir plus qu'on ne peut, c'est vouloir tout gâter. Le passé, sur ce point, nous répond pour l'avenir.

Que la médecine donc cesse de se proclamer rationnelle dans le sens que nous disons, car elle cesserait de faire un corps unique, une science, une unité ; elle serait livrée à l'individualisme le plus absolu, et chaque médecin la ferait reposer sur sa propre tête au lieu de l'appuyer sur l'humanité entière. N'est-ce pas, en effet, à ce résultat si désolant que le rationalisme nous a conduits? Qui ne croit pas être dans le vrai, tout en soutenant que le voisin est dans l'erreur? L'individualisme et l'égoïsme, tels sont les fruits du rationalisme. Ce qui me permet, en passant, de faire remarquer le mauvais côté des terminaisons en *isme*, et, après le plus grand diplo-

mate de notre époque, de m'écrier : Tous ces *ismes* sont dé-
testable (1).

Les forces d'un seul homme sont peu de chose ; mais les
petits ruisseaux font les grandes rivières, et celles-ci alimen-
tent les vastes océans ; comprenons donc enfin que l'union fait
seule la force, et que, dans les luttes, le fort est toujours celui
qui enlève les plus considérables lambeaux du sujet de la lutte.
C'est donc la médecine elle-même qui est mise en pièces. Ne
suivons plus cette voie de perdition, et revenons au chemin
que le bon sens nous a toujours montré, et où mon maître
ne cessera de nous diriger. Ainsi, chacun portera, selon ses
forces, son grain de sable pour servir à l'édification de la médecine pratique.

Maintenant que nous savons le lien qui unit les diverses
branches de la science médicale, nous pouvons plus spécialement insister sur la thérapeutique. Les indications, voilà désormais ce qui va nous diriger dans nos recherches thérapeutiques. Mais nous avons dit qu'entre l'indication et la
médication il se trouvait un hiatus que l'expérience seule pouvait combler. C'est l'expérience, en effet, qui doit nous servir
à constater les vertus des médicaments dans les cas indiqués.
Donc l'expérience bien comprise doit être admise par tout le
monde ; chacun a droit d'y venir puiser et chacun a droit d'y
porter son tribut. La vie d'un homme n'est pas suffisante pour
tout voir, il faut de toute nécessité qu'on puise dans le passé,
dans le présent et dans l'avenir du voisin. Individualiser une
science sur la tête d'un seul homme, c'est folie ou mauvaise
foi. Vous le savez bien, vous tous qui avez le bon sens en

---

(1) M. le prince de Metternich disait : Quand la langue française
ajoute l'*isme* à un substantif, elle ajoute à la chose nommée une idée de
mépris et de dégradation ; exemples : Théos, Dieu, a fait théisme ;
royaume, royalisme ; liberté, libéralisme ; ainsi du jansénisme, du natio-
nalisme, du popularisme, du philosophisme, du déisme, de l'arianisme,
du luthérianisme, du nantisme, du socialisme, etc., etc.

partage; pourquoi donc ne faites-vous pas justice de toutes ces folies et de toutes ces spéculations?

En thérapeutique, il y a deux choses à envisager : un malade à guérir, un médicament à employer. L'indication se tire des deux à la fois, du malade et du médicament; mais l'indication ne conduit à la médication qu'en passant entre les mains de l'expérience. Il faut, dis-je, que l'observation ait sanctionné ce que le raisonnement avait fait supposer. Le problème n'est donc plus aussi simple que certains le voudraient : une maladie étant donnée, en chercher le remède. La raison seule répond qu'il n'y a pas un remède à une maladie; car la maladie n'étant pas toujours la même, il ne peut exister de spécifique. L'indication même serait-elle bien sensible, il ne faudrait pas trop y compter avant d'avoir essayé. L'expérience seule doit prononcer en dernier ressort. L'indication n'est alors que la validation de l'essai, et la médication n'est enfin reconnue qu'après la constatation du résultat.

Les médicaments nous ont été donnés avec leurs vertus; à l'homme de bien les appliquer et d'en faire bon usage. Dans l'art de guérir, les agents sont tous bons et tous mauvais; c'est une arme à deux tranchants qu'il faut savoir manier; et ce n'est pas facile. Voilà pourquoi, seuls, les médecins ont le droit de soigner les malades. L'expérience, en médecine, est alors bien loin de l'empirisme; elle ne veut pas des essais criminels. Telle a été de tous temps l'opinion des véritables médecins que l'expérience et le bon sens ont conseillés. Au commencement de ce siècle, n'avons-nous pas vu Boyer répondre à son gendre, le professeur Roux, qui voulait tenter de hardies mais terribles opérations : « Mon ami, faites cela tant que vous voudrez, mais sur des chiens, jamais sur des hommes! » Si cette manière de penser avait été généralisée, peut-être n'aurions-nous pas eu si souvent à enregistrer des tentatives trop chèrement payées. Arrière! arrière l'empirisme! l'expérimentation doit toujours être raisonnée. Il est des médications reconnues, il faut les suivre; il en est à recti-

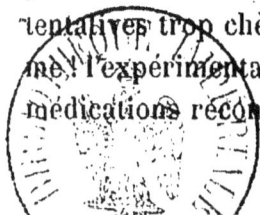

5

fier, il faut travailler scientifiquement à remplir les lacunes

La thérapeutique, ainsi comprise, n'est alors que la science des indications, des médications et de leurs rapports. Chercher ces trois choses, c'est travailler au progrès de l'art : *Sic itur ad astra.*

Eh bien! est-ce ainsi que l'on procède généralement? est-ce ainsi que l'on enseigne dans nos Facultés? est-ce sur de semblables bases que l'on s'appuie à l'Académie? Dans cette mémorable discussion sur la fièvre puerpérale, est-ce que les orateurs ont même semblé se douter de pareilles choses? Tous ont été empiriques ou égoïstes : les descendants de Broussais ont vanté les émollients et les antiphlogistiques de toute sorte, et cela malgré le mal qu'ils savaient bien devoir occasionner par les saignées; les humoristes n'ont voulu entendre parler que des purgatifs et des dépuratifs; les partisans des miasmes et des poisons n'ont foi qu'aux antiseptiques et aux antidotes; mais ces antidotes n'ont pas plus été trouvés que les miasmes eux-mêmes. — Les spécifistes ont voulu, hélas! s'accommoder, malgré tout, de moyens spécifiques. C'eût été vraiment commode : une fois le remède trouvé, on n'aurait eu qu'à l'administrer à tous les cas possibles et imaginables. Mais, par malheur, ces spécifiques n'ont pas tenu leurs promesses, et force a bien été de les abandonner. Car, si les maladies sont des entités morbides, des êtres de raison, il n'en est pas moins vrai que chaque malade offre une individualité morbide particulière. De telle sorte que, si la maladie de telle personne prend un nom propre qui la désigne, le cas particulier a certaines particularités qui permettent de l'individualiser sous ce rapport. Il en est ainsi de tous les côtés où je porte les yeux; et, par exemple, est-ce qu'un homme n'est pas un homme au même titre que tous les hommes, et cependant n'est-il pas en même temps un individu? Ainsi des maladies et de leur traitement. C'est là ce qu'on appelle chercher les indications. Ce qui convient à tel cas de cette maladie peut très bien ne pas convenir à tel autre cas de cette même maladie : une fluxion de poitrine ne sera pas toujours traitée de la même manière; une fièvre d'accès ne sera pas toujours coupée par le même remède. Donc les spécifiques sont des absurdités. Nous pouvons, dès à présent, refuser cette prétention à n'importe quel agent : il n'y a pas de spécifiques. Aussi, ne crois-je pas le moins du monde à ces moyens vantés dans tous les cas, à ces panacées universelles. Et, si M. Nonat conseille toujours les grands vésicatoires dans la phlébite, je me permettrai, avant de les employer, d'en chercher l'indication. Si, d'un autre côté, on emploie continuellement la méthode de Graves, de Dublin (essence de térébenthine unie à l'opium), je crois que l'on doit compter un grand nombre d'insuccès; si, d'autre part, vous vous adressez aux mercuriaux, extra et intra tout seuls, vous risquez fort de ne pas toujours être dans le vrai; si, enfin, vous n'employez que le sulfate de quinine, je crois être sûr de moi en vous prédisant bien des déceptions. Ainsi de tous ces moyens universaux, que l'on ne conseille de modifier qu'en plus ou en moins. Revenons donc à la médecine des indications, et les malades s'en trouveront mieux, et la conscience des médecins sera plus tranquille. Il est vrai qu'il faut travailler beaucoup plus; mais que faire à cet état de choses? Nous sommes condamnés au travail, il faut bien suivre sa destinée : rien, ici-bas, ne vient sans peine ; rien ne se récolte sans avoir été semé, et rien ne prospère qu'après avoir été travaillé.

Mais, où se trouvent les indications? d'où les tire-t-on? Je vous l'ai dit, du malade et du remède. Du malade, par les symptômes et les signes qui servent au diagnostic et au pronostic tout autant qu'aux indications. Du remède, par l'étude approfondie des moyens à employer, et plusieurs lois thérapeutiques ont été sanctionnées depuis les temps les plus reculés de notre art; toutes celles qui nous sont parvenues sont vraies et doivent n'être négligées par personne, *sublata causa tollitur effectus; contraria, contrariis, curantur; similia, simi-*

libus curantur, etc. Leur simple énoncé prouve ce que j'avan-
çais : Pour enlever la cause d'une maladie, ne faut-il pas reconnaître cette maladie et sa cause, tout en cherchant à savoir
le moyen d'anihiler cette cause? — Pour se servir de la seconde
loi, ne faut-il pas être sûr que les symptômes de telle maladie
sont en opposition complète avec les symptômes donnés par
tel remède? Donc il faut étudier nécessairement le malade et
le remède. Ainsi de la suivante. Il faut savoir quelle est la
ressemblance qui existe entre les symptômes morbides et les
effets du remède.

Eh bien ! procédons ainsi dans le cas de fièvre puerpérale,
et nous verrons peut-être s'agrandir l'horizon si limité et si
sombre que la discussion académique a semblé resserrer encore davantage. Tout en tenant compte de la maladie elle-
même, de sa cause éloignée, de sa cause occasionnelle, on
doit s'arrêter avec beaucoup de soin sur les phénomènes de
toute sorte qui se présentent et qui deviennent des signes
pour le médecin instruit. C'est en effet ces phénomènes qui
frappent nos sens et nous permettent de distinguer les maladies, les symptômes et les affections, et, par suite, ils doivent
nous indiquer la marche à suivre pour les enrayer et les ex-
pulser : *Quid sufficit ad cognoscendum, sufficit ad curendum*, a
dit le Père de la médecine.

Ceci étant posé, nous devons nous occuper des signes les
plus importants, car ce sont les plus instructifs. Ainsi, nous
avons dit que la marche de la fièvre puerpérale est ou continue ou remittente ; si elle est remittente et que les rémissions
soient bien marquées, s'il y a de véritables accès, et surtout
si ces accès prennent une importance menaçante, il faut recourir à l'antipériodique par excellence, au sulfate de quinine.
Mais il faut l'administrer franchement. C'est dans ces cas seulement que cet agent est indiqué ; c'est dans ces cas qu'il a
réussi, et M. Beau, qui a trop voulu le généraliser, l'a complètement fait abandonner par l'excès qu'il en fait. Car, l'administrer dans tous les cas, c'est vouloir la discréditer. Celui

qui voudrait me proposer l'assimilation d'un seul autre village à ma monarchie, disait un jeune roi, je le chasserais de suite, parce qu'il serait un fou ou un affaiblisseur. Cette parole devrait être méditée par les partisans quand même d'un remède unique pour tous les cas d'une seule et même maladie.

Si, de la remittence, nous passons aux phénomènes généraux de la peau, nous verrons qu'il arrive un moment où la peau a perdu de son élasticité, où le pouls frémit sous le doigt plutôt qu'il ne bat. Ce phénomène n'est-il pas d'une grande importance? n'indique-t-il pas qu'il y a danger imminent de laisser continuer pareil état de choses. Nos efforts doivent donc tendre à rendre à la peau son élasticité ordinaire, afin que la respiration cutanée se fasse suffisamment. C'est alors aux bains qu'il faut avoir recours; l'hydrothérapie a eu ses triomphes en pareilles circonstances.

D'autres fois la face est pâle, jaunâtre, ictérique; il y a des déjections alvines fréquentes et diarrhétiques, etc., tous symptômes qui indiquent une altération et une fin prochaine. Le mercure m'a semblé devoir mériter l'attention dans ces cas; et je suis sûr que si rien autre chose ne vient contre-indiquer les mercuriaux, on doit obtenir de bons effets de ces agents, tant à l'intérieur qu'à l'extérieur.

D'autres fois, au contraire, et surtout au début de la maladie, les frissons sont très marqués, il y a des inflammations locales qui marchent à grands pas vers la suppuration; le pouls est très fréquent, la fièvre très intense et la chaleur devient extrême. C'est le cas alors d'employer l'aconit, dont nous connaissons l'action si rapide sur la circulation et sur la fièvre inflammatoire. M. Tessier, qui eut le premier cette idée, en fit un heureuse expérience, et depuis lors l'aconit est resté le remède par excellence de la fièvre puerpérale au début; c'est lui qui est le plus fréquemment appelé à rendre des services. Nous avons en effet insisté beaucoup sur ces deux caractères principaux de la diathèse purulente : 1º Tendance au pus ; 2º fièvre inflammatoire purulente. Vous comprenez

5.

alors quel rôle important l'aconit doit jouer en pareille occasion, à moins que d'autres indications formelles ne viennent
empêcher son administration, ou qu'il soit trop tard pour recourir à son intervention. Quelques personnes sont allées
jusqu'à vouloir l'associer au sulfate de quinine, et disent en
avoir éprouvé de bons effets. Ainsi M. Turchetti, de la Sar-
daigne, a cité plusieurs observations de guérison obtenues
par ce mélange. Quant à moi, je n'aime guère les mélanges,
car j'ignore alors quel est le remède qui agit : est-ce l'aconit?
est-ce le sulfate de quinine?

Si l'empirisme et le spécifisme sont une plaie malheureuse
pour la médecine, nous devons cependant ne pas négliger les
moyens qui par hasard ont été reconnus utiles, et qui ont
obtenu de véritables guérisons. Seulement nous chercherons
toujours à les appliquer aux cas semblables à ceux qui auront
été guéris. Ainsi la méthode révulsive est une méthode détesta-
ble ; mais tous les malades soignés par elle ne sont pas morts,
et ceux qui sont guéris l'ont-ils été par les propres efforts de
la nature, comme le voulait le vieillard de Cos, ou bien l'ont-
ils été par les remèdes? Je crois bien quelquefois qu'il y
a eu influence des moyens thérapeutiques employés, et, dans
ces cas, cette influence ayant été heureuse, pourquoi les autres médecins refuseraient-ils d'y avoir recours? Que ce soit
par la révulsion que les grands vésicatoires agissent, je ne le
crois pas, ou que ce soit par toute autre manière, peu importe en ce moment; ils ont guéri quelquefois, ils peuvent
guérir encore. Mais dans quels cas faut-il les employer? Voilà
la difficulté ; et si aujourd'hui je ne puis répondre d'une manière formelle, je vais au moins donner mes idées théoriques
sur ce point. Je ne crois pas que ce soit par la révulsion que
les vésicatoires monstres agissent; je crois plutôt que c'est par
l'action même des cantharides. Or, nous savons que dans
tous les épanchements séreux et séro-purulents, les cantharides sont d'une utilité incontestable : les pleurésies en sont
un exemple frappant et journalier ; donc, dans une fièvre

puerpérale, quand il y aura épanchements séro-purulents considérables, il faudra des vésicatoires considérables. On pourrait même y trouver d'autres indications tirées du moral, de la fièvre, du facies, des selles et surtout des urines ; mais je n'ai encore aucuns faits qui puissent me permettre une assurance convenable.

Je crois encore que *silicea* devrait pouvoir rendre quelques services ; c'est simplement une indication que je pose, je n'ai jamais essayé. Mais voilà sur quoi je me fonde : la silice m'a toujours réussi dans les grandes suppurations ; or, je ne sache pas de cas où la suppuration soit plus étendue qu'en cette circonstance. Et puis, je tire d'autres raisons de la ressemblance frappante qui existe entre les effets de ce médicament sur l'homme sain, et les symptômes de certaines fièvres purulentes. Donc j'ai une indication formelle pour certains cas, et, par conséquent, j'aurai le droit de l'administrer dans ces cas, si je n'ai pas d'autres indications plus frappantes.

La belladone, la bryonie, la chamomille, la pulsatille, etc., etc., sont encore des moyens dont les avantages ont été reconnus par les praticiens, seulement chacun de ces agents ont leur indication propre, individuelle. Et si je ne puis m'appuyer sur des faits personnels, permettez-moi au moins d'esquisser en quelques mots les indications que réclament chacun d'eux.

La *belladone* convient quand les douleurs abdominales sont très vives, lorsqu'il y a pression de haut en bas et sensation comme si tout allait sortir par là ; quand le ventre est ballonné, météorisé, et très sensible sous la main ; quand la constipation est plus fréquente que la diarrhée, avec spasmes du rectum ; quand la céphalgie est pressive, surtout au front ; quand on sent le crâne trop étroit pour le cerveau qui semble vouloir sortir ; quand les pupilles sont dilatées et que les veines des yeux sont gonflées ; quand le visage est couvert de sueur, rouge, animé, ardent, brûlant ; quand le pouls est

petit, fréquent, dur; quand les urines sont rouges, brûlantes ;
quand il y a diploplie, toux stercoreuse, respiration courte,
dysphagie avec spasmes à la gorge, envie de vomir et surtout délire furieux, visions fantastiques de diverses espèces
d'animaux, etc., etc.

La *bryonie* est surtout indiquée dans les cas où le poumon
est pris et où la respiration est difficile et douloureuse, avec
visage brûlant, esprit morose, langue sèche, jaune et cui-
sante ; quand il y a des élancements du côté des ovaires,
constipation, urines abondantes, absence de lochies avec
douleurs sécantes dans les cuisses, augmentant par le mouvement; quand le pouls est dur et petit, et que le caractère
est irrascible avec appréhension de l'avenir et grande inquiétude sur son état.

La *chamomille* a eu des succès quand les mamelles sont
vides et flasques, la face rouge, surtout d'un seul côté ; quand
il y a des coliques semblables à celles de l'accouchement, et
que le ventre est ballonné, avec urines rares, diarrhée blan-
châtre, agitation, impatience, exacerbation le soir et la nuit,
et sueur générale ; enfin, quand la maladie est survenue à la
suite d'une colère ou d'un refroidissement, ou d'une indigestion.

La *pulsatille* convient aussi quand la fièvre est occasionnée
par un refroidissement ou une indigestion; mais alors la tête
est entreprise, les oreilles tintent, la voix est rauque, il y a
des grattements dans la gorge et sur la poitrine, bouche pâ-
teuse, goût fade, selles dures, flux leuccorrhéique contenant
des morceaux entiers d'un blanc de lait, abattement, douceur
morale, horripilation et exacerbation dans l'après-midi.

Nux vomica, au contraire, est le seul agent qui ait rendu
de grands services quand les lochies sont complètement sup-
primées et que la chaleur aux parties génitales est intense;
quand les seins sont tendus et qu'il y a ardeur dans le bas-
ventre, tranchées dans la région ombilicale avec rapports
amers, nausées, vomissements, constipations, peau chaude

et sèche, pouls dur, anxiété et idée de mort, petite toux
sèche avec douleur d'écorchure dans la poitrine, etc., etc.

Rhus toxicodendrum est surtout indiqué par l'état d'aga-
cement des nerfs, qu'augmentent de légères contrariétés;
lorsque les lochies, déjà blanches, reprennent l'aspect de
sang caillé.

Mais ce qui m'a fort étonné, c'est de voir M. Trousseau oublier si profondément ce qu'il a écrit dans son *Traité de Thérapeutique*, au sujet de l'*ipécacuanha*. En effet, MM. Trousseau
et Pidoux disent (pag. 607, т. 1) : « L'expérience démontre
que presque tous les accidents qui accompagnent l'état puerpéral sont conjurés par l'ipécacuanha ; et ici nous ne parlons
pas d'après l'autorité des livres, mais d'après ce que nous
avons vu, d'après ce que nous avons fait. Pendant cinq ans
nous avons eu à l'Hôtel-Dieu de Paris un service de soixante
lits de femmes en couche; jamais nous n'avons manqué d'administrer l'ipéca aux femmes malades récemment accouchées,
*quelle que fût d'ailleurs l'affection locale dont elles étaient attein-
tes*, et jamais, nous pouvons ici l'affirmer, nous n'avons vu le
moindre accident résulter de cette pratique; au contraire, dans
la plupart des cas nous avons obtenu, ou la guérison, ou un
amendement notable.» — Remarquez tout d'abord, Messieurs,
le peu de science qu'il faut pour administrer un remède allo-
pathique, ou plutôt empirique : *Quelle que soit l'affection locale, c'est l'épica qu'il faut administrer*. Voici donc un spécifique
par excellence, puisqu'il convient dans tous les cas ; et s'il a
fallu du travail pour l'inventer, il n'en faut certes pas pour
l'administrer. Telle est la médecine facile et mise à la portée
de tout le monde. Et pourquoi alors M. Trousseau n'a-t-il
pas songé à cette précieuse panacée? Serait-il vrai que
son règne est passé et qu'elle ne guérit plus maintenant?
Serait-il vrai que son seul mérite aurait été d'être un médicament à la mode? Dépêchez-vous, disait un célèbre docteur,
dépêchez-vous d'employer cet agent pendant qu'il guérit.
Voilà, Messieurs, le plus grand secret de l'École dévoilé. —

Mais peut-être, en cherchant dans les symptômes occasionnés par l'ipéca sur l'homme sain, trouverait-on de plus solides et de moins faciles indications. En effet, l'ipéca correspond, vu sa courte durée d'action, aux maladies aiguës à marche rapide, et, dans la fièvre puerpérale, quand on sent un malaise excessif à l'estomac et à l'épigastre, comme si l'estomac était vide et flasque; enfin, quand il y a diarrhée et métrorrhagie avec écoulement d'un sang rouge, vif et coagulé, petite toux sèche, etc., c'est alors que ce médicament est d'une incontestable utilité.

Bien d'autres médicaments ont encore été conseillés ; mais il faut savoir se borner, surtout quand on ne parle pas avec des faits qui sont personnels. L'avenir est à ceux qui dirigeront leurs soins du côté des médications, et je fais des vœux pour que les médecins prêtent enfin l'oreille aux conseils de ce genre.

Si je me suis abstenu, Messieurs, de parler de la dose à laquelle les médicaments doivent être administrés, chacun comprendra facilement pourquoi je me suis tenu dans cette réserve. Il est des oreilles qu'il ne faut pas froisser si l'on veut être écouté et suivi. J'indique le chemin qu'il faut prendre, je montre la voie qu'il faut s'ouvrir; l'expérience fera le reste. Et je serai bien heureux et bien récompensé de tout le travail qu'il m'a fallu faire, si je puis parvenir à ramener dans l'esprit des médecins l'espérance que nos maîtres n'ont pas craint d'en arracher, et à donner aux familles l'assurance que si le passé a été sombre de ce côté, l'avenir nous montre des horizons nouveaux bien plus étendus.

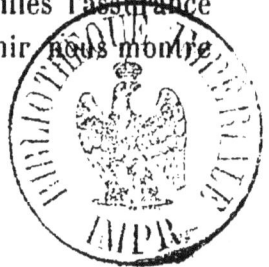

Limoges. — Imp. Ducourtieux et Cie, rue Croix-Neuve.

www.ingramcontent.com/pod-product-compliance
Lightning Source LLC
Chambersburg PA
CBHW071511200326
41519CB00019B/5908